精神科医と診る
精神疾患ミミック

内科医と診る
器質性精神病

著 石田琢人
東京都立松沢病院 内科

中外医学社

目 次

序章 はじめに……1 / 本書の構成……3

第1章 健康な心と健康な体 ……5

CASE
1. 手術後のうつ状態 ……6
2. 突然の躁状態 ……15
3. ジュニアレジデントのうつ状態 ……21
4. 食事にプレッシャーを感じる女性 ……30

総論 うつ病診療における内科向けキャッチフレーズを深掘りする ……38
はじめに ……38
身体疾患の除外とは？ ……38
"身体疾患の除外"が強調される背景 ……40
内科医目線でメッセージをとらえなおす ……41
臨床推論と精神科診察 ……42
うつ病のスクリーニング ……43
うつ病スクリーニングと身体疾患除外との関係性 ……43
エビデンスからみるうつ病スクリーニングの意義 ……45
実際の臨床場面では ……47

COLUMN
1. ミミックとカメレオン ……13
2. 心も体もみられる医師 ……27
3. 電気けいれん療法の歴史 ……52

i

目 次

第2章 誰もがなる病気 ··· 55

CASE
1. 認知機能障害から始まる幻覚妄想状態 ················· 56
2. 急速に進む認知機能障害 ································· 65

総 論 認知症になるのに理由は必要かい? ················· 73
高齢化社会における認知症診療 ························· 73
認知症の原因診断はあまり重要視されていない? ········· 74
認知症とわかったあと,何をすればよい? ··············· 74
ルーティンにチェックすべきこと ····················· 75
徹底的に精査すべき時 ································· 76
緊急対応を要する時 ··································· 78

COLUMN
1. DSM の歴史 ········· 63
2. 現実的な問題 ········· 71
3. 精神科からのコンサルト ········· 82

第3章 カメレオンと緊張病(カタトニア) ········ 85

CASE
1. 普段と全く違う様子で出勤してきた女性 ··············· 86
2. 発熱した際に急に会話が成立しなくなった強迫症の患者 ··· 97
3. 退院後も精神的変調が改善しなかった高齢女性 ········· 107
4. 脱毛クリニックでの施術中に会話が通じなくなった男性 ··· 116

総 論 緊張病(カタトニア)という症候群 ··············· 127
はじめに ··· 127
緊張病の歴史 ··· 127
緊張病という状態像のとらえ方 ······················· 128
緊張病概念の混乱 ····································· 128
精神科における混乱―緊張病と意識障害の有無 ········· 130
内科における混乱―緊張病とせん妄 ··················· 131

ii

目次

緊張病の混乱を整理する..133
緊張病概念の考え方—内科医と精神科医が協力体制をとるために.........134

COLUMN
1. 金のシマウマ.........96
2. 精神科医は体をみるべきか.........105
3. 認知バイアスと精神科臨床.........123
4. 精神科臨床における身体合併症の分類.........137

第4章 器質性精神病とはいったいなんなのだろうか.....141

総論 器質性精神病とはいったいなんなのだろうか?.................142

器質性精神病とよぶために必要なこと—歴史的な視点から....................144
類型診断と原因診断—精神科の診断システムと内科の診断システム....146
器質性精神病—基礎となる身体疾患が不可逆性の場合.................147
器質性精神病—基礎となる身体疾患が可逆性の場合....................149
"器質疾患の除外をお願いします" というコミュニケーション..............150
内科医とみる器質性精神病 / 精神科医とみる精神疾患ミミック.........152
器質性精神病とはなんだろうか...........................154

あとがき...........................157
索引................................159

iii

序 章

はじめに

　現在の医学は日進月歩で，専門家の存在感は以前よりも大きくなっていると感じます．生物学的製剤が増え，免疫チェックポイント阻害薬が使用されるようになり，血管内治療に新しいデバイスが使用できるようになって成績が上がり，複数の領域において治療の第一選択が変わり続けています．高い専門知識が要求される疾患が増えたことで，専門性の高い医師のニーズは今後も上がっていくことが予想されます．一方で，専門性が高い医師が増えることは，複数疾患を持っている患者さんにとっては必ずしもいいこととは限りません．

　専門性が高くなればなるほど守備範囲が明確となるため，専門家同士のコミュニケーションは硬直したものになりがちで，結果的に専門領域間の隙間が広がっていきます．餅は餅屋といえば聞こえはいいですが，役所窓口でのたらいまわしと同じことがよく起こってしまうのが実態です．総合内科医の存在は，このたらいまわしを防ぐ意味で大きな意味を持ち，内科領域における隙間を減らす役割として機能していると思います．しかしながら，総合内科医の存在は万能の処方箋ではありません．

　この本のテーマでもある"精神科と内科の隙間"は，今のところ広いままだと私は感じています．この原因は多数ありますが，一つには疾患に対する考え方の違いがあると思います．内科医からすると，原病のコントロール不良による病態や，治療による有害事象は原則的に主科が診療するという考えがあると思います．これは総合内科医でも同様の考え方を持っていると思いますし，特殊な疾患や生物学的製剤などの特殊な治療であればなおさらでしょう．同じように，摂食障害に起因するさまざまな病態や，向精神薬による麻痺性イレウス，悪性症候群などは，内科医からすれば精神疾患やその治療と密接に関連している"特殊な病態"であり，精神科

医がメインで診療するべきだ，と考えるのもうなずけます．しかし，大多数の精神科医は，身体的な問題なのだから内科医がみるべきだ，と考えています．こういった病態をどちらがみるべきか，ということについて多くの医師がさまざまな意見を持っていると思いますし，もちろん私にも個人的な意見がありますが，ここではあえて述べないでおきます．ただはっきりと言えることは，スポーツの試合（例えばテニスのダブルス）を考えてみると，二人の間にボールが来たとき，両方のプレイヤーとも"相手がボールを拾うべきだ"と考えていれば結果的にはどちらも手を出さずポイントを失うことになる，ということです．テニスであれば"勝ちたい！"という気持ちがモチベーションとなり相互コミュニケーションが進みますが，医療現場においてはモチベーションを高めてくれるものは特にありません．強い精神症状を呈している身体疾患の患者さんを診療するのは，内科医，精神科医のどちらにとっても不慣れなもので，不安を感じやすいと思いますし，内科病棟，精神科病棟，どちらにとっても負担が大きいものです．不安も負担も大きい状況でモチベーションを上げることは難しく，理想論や社会的意義をいくら語ったところでうまくいかないのが real world practice です．

　本書ではこの難しい問題に取り組むうえで，内科医，精神科医とも積極的なモチベーションを持ちうる診療課題を考えてみました．私は内科医として勤務していますが，最もモチベーションが上がるのは"自分でシマウマ患者の診断をつけられた時"です．これは多くの内科医に共感していただけるのではないでしょうか．もし，シマウマ患者をたくさん紹介してくれる医師がいたら，一緒に仕事をしたくなりませんか？　実は精神科と内科の狭間には"器質性精神病"という一群が存在します．これは，身体疾患によって精神症状をきたす患者群で，ここには非常に多くのシマウマ疾患が含まれています．腕のいい精神科医は，精神症状から"器質性精神病"の患者さんをある程度見分けることができます（と私は信じています）．シマウマ患者の事前確率を上げてくれる精神科医とであれば，一緒に仕事をしたくなるのではないでしょうか．

　精神科医視点では，器質性精神病の診療を積極的に行うことで内因性精神疾患との鑑別能力を上げることができますし（精神科症候学の詳しい知識が要求されます），内科医と仲良くなる機会が増えます．気楽に相談できる内科医の存在は精神科医にとって非常に心強いものです．器質性精神病は基礎疾患によっては劇的に改善しますので，モチベーションも上がりやすいのではないでしょうか．

精神科医からすると，器質性精神病の患者の診療においては"内科医が見逃した結果，自分が診療せざるを得なかった"という気持ちになることが多いかもしれません．ただ，私自身はこの意見にはあまり共感できません．内科医にとって精神疾患ミミックは，脳卒中ミミックなどの一般的なミミックよりも，見破ることがずっと難しいと思います．これには，内科と精神科の診断体系の違い，認知バイアス，稀な原因疾患が多いことなど，さまざまな要因が関係しています．本書では，興味深い器質性精神病の患者を提示するとともに，ステレオタイプな考えやミスコミュニケーションの背景を深掘りし，精神科医と内科医がどのように協力関係を構築していくのがよいのかを考えていきたいと思います．

本書の構成

本書は症例パートと総論パートの2つに分かれています．症例パートではまず症例を提示し，症例と関連づける形で疾患の概論を述べ，その後症例のポイントについて，内科，精神科の視点を行き来するスタイルで記述しています．総論パートでは，各症例の臨床経過から見えてきた問題点をまとめる形で記述しています．これは通常の医学書の体系と大きく異なっていると思いますが，こういったスタイルを選択したのには理由があります．

私が精神科レジデントであった頃，器質性精神病の勉強をしようと思って教科書を開いた時に，まず目に飛び込んできたのが"精神症状をきたしうる身体疾患"の膨大な鑑別リストでした．次に各疾患について勉強しようと各論を見てみると，各疾患の一般的な説明と，きたしうる精神症状についての説明が記載されていました．しかしながら，精神症状の項目には，せん妄，うつ状態，不安，幻覚妄想状態，のいずれも呈することがある，認知症状態をきたすこともある（要するにありとあらゆる精神症状が起こりうる），と全ての疾患でほぼ同じ内容が記載されていました．器質性精神病の症候についてはせん妄，気分障害，幻覚妄想状態などについて記載されていましたが，最も大切な"どのような症候が器質性精神病を示唆する所見なのか"という点はほとんど記載されていなかったように記憶しています．珍しい疾患が原因となることが多い器質性精神病について網羅的に，できるだけ正確に記述しようと思うとこういったスタイルになってしまうのはやむを得ないことだと思いますが，教科書に記載されている知識を精神科医として臨床にどのように生かしたらよいのかわからず途方にくれたものでした．

非典型的な症候や珍しい疾患から臨床的な教訓を読み取ろうとする時には，症例

の詳細な検討と，そこから一般化できる要素を切り出すことが欠かせません．ですので，本書では症例パートと総論パートというやや風変りなスタイルをとることにしました．

　一方で，この作業はどうしてもバイアスされやすいことから，症例報告がエビデンスレベルとして低く設定されているのは皆さんご存じの通りです．ですので，本書では疾患の知識を細かく記載することよりも，症例を取り巻く医療現場の臨場感を大事にしつつ，医師同士のコミュニケーションエラー，認知バイアスなど，疾患知識ではない部分に焦点をあてました．内科と精神科の狭間には多種多様な落とし穴が存在します．本書は，そういった落とし穴の発生要因と，落とし穴に落ちないための工夫について述べたものだと考えていただけますと幸いです．

注）ICD-11, DSM-5-TR 日本語版において，精神疾患の名前は原則的に，"〜病" や "〜障害" から "〜症" に変更されました．ただ，本書においては，内科領域で仕事をされている先生方にも読んでもらいたいという思いから，一部の病名では，今も日常臨床で使用されている従来の病名表記を用いました．

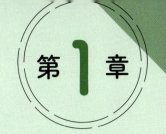

第1章

健康な心と健康な体

　私が小学生の頃,"健全なる精神は健全なる身体に宿る"という言葉を先生からよく聞かされました.この言葉は,体を鍛えることで心も鍛えられるのだから一生懸命体を鍛えなさい,という押しつけがましいニュアンスで使われていた記憶があります.

　この言葉は,ユウェナリスという古代ローマ時代の風刺詩人による『風刺詩集』という本の中の"Orandum est ut sit mens sana in corpore sano"という一節が訳されたものなのですが,実は誤訳だったということがわかっています.この文を直訳すると,"健全な身体の内に健全な精神があるように祈られるべきである"という意味になり,標語的なものではなく願望に近い表現だったことがわかります.この『風刺詩集』という本全体の論調から考えると,著者のニュアンスは現代的な意味とはむしろ真逆で,"体が健康な人は心も健康であってほしい……,実際はそうではないけれど"という主張なのではないか,と解釈されています[1].この言葉の一番の問題点は,体を鍛えないと心が健全にならないようなニュアンスを持っていることであり,実際,軍国主義の時代にこういった意味のスローガンとして使用された歴史があります[2].

　この言葉のニュアンスにおける問題はさておき,慢性疾患が増えてきた今日の医療の中で心身相関の考え方は重要性を増しています.病気を得たときには精神的なダメージを受けやすくなりますし[3,4],精神的ストレスが疾患経過に影響を与えることも示されています[3,5].本章では少し変わった心身相関の形をご紹介したいと思います.

◆文献
1) 今泉隆裕. 桐蔭論叢. 2015; 32: 79-86.
2) Wikipedia. ユウェナリス. https://w.wiki/5MAb(2025/1/23 アクセス)
3) Eckerling A, et al. Nat Rev Cancer. 2021; 21: 767-85.
4) Janssens AC, et al. Acta Neurol Scand. 2003; 108: 389-95.
5) Mitsonis CI, et al. Eur Psychiatry. 2008; 23: 497-504.

CASE 1

手術後のうつ状態

はじめに　外科手術などの大きな侵襲が加わった後，うつ状態を呈することがあるのはよく知られています[1]．このうつ状態は，炎症，疼痛，ADL 低下，心理的ストレス，環境変化など，さまざまな要因が複合的に関与して引き起こされます[1]．このような重症疾患治療後の抑うつ状態は，現在はpost-intensive care syndrome（PICS）としてまとめられています[2]．本症例は胃がんの術後に抑うつ状態を呈しましたが，典型的なうつ病と少し経過が異なっていました．

症例　60 代，男性

既往歴　特記事項なし

嗜好　アルコール: 機会飲酒

　　　　タバコ: なし

内服薬　なし

生活歴　大学卒業後，会社員として定年まで勤務．退職後は趣味の釣りをしながらのんびり生活していました．妻，息子夫婦と 4 人暮らし．

現病歴　健康診断で貧血を指摘され，二次検査で消化管内視鏡検査を行ったところ早期胃がんが発見されました．大きな病気をするのは初めてだったので，入院，手術，将来のことなど，家族にいろいろな不安を述べていました．近医から紹介され A 総合病院で腹腔鏡下幽門側胃切除術を受けました．手術自体は問題なく終了し創部の経過も順調でしたが，食欲がなかなか改善しませんでした．退院した後も食欲は出ず，"疲れやすくなった，やる気が出ない"と言って外出せず家で寝てばかりいるようになりました．改善のきざしがみえないことから，退院後 1 カ月で再入院とな

りました. 入院時の血液検査ではBUN 28.4, Cr 1.1, Na 128と軽度の脱水, 低Na血症を認める以外は大きな異常を認めませんでした. 腹部CT, 上部消化管内視鏡検査では特に異常を認めず, うつ状態が疑われ精神科コンサルトとなりました.

精神科診察

診察時, "手術をしてから疲れやすくなって, 釣りに行く元気もなくなってしまった", "食欲も出ないし, いろいろなことが思ったようにいかなくて落ち込んでいる" と述べていました. 訴えがそれほど切迫したものではなかったため, 食欲改善を期待してスルピリド単剤で治療を開始することとしました. 薬物療法を開始して1週間ほどで若干食事量が増え, 心なしか気力も出てきたため, 外科病棟から外泊することになりました. 外泊中に本人が "気分転換に少しお酒を飲みたい" と言ってビールを1杯飲んだところ, "なんでこんなところにいるんだ", "仕事に行かなくては" と外に出ようとしました. 家族が "今は夜だし仕事はやめたでしょ" と説明しても納得せず, 出ていこうとするのを制止すると怒り出してしまいました. 自宅にいられる状況ではなくなってしまったので病院に戻ったのですが, 病院到着時にも見当識障害を認め, 不穏状態でした. せん妄を疑いハロペリドール1A+生食100 mLを投与したところ1時間ほどで入眠したのですが, 収縮期血圧が60 mmHgまで低下してしまいました. 簡易血糖が63 mg/dLとやや低かったためブドウ糖が投与されました. 翌日, 意識状態は元に戻ったのですが, "暴れてしまったということを聞いた. 自分は全く覚えていない. なんでこんなことになってしまったのだろうか" と述べてひどく落ち込んだ様子でした. 希死念慮も見られたため, 精神科に転科転棟の方針としました.

転科後経過

転棟時にはほとんど話をせず, ずっとベッドにこもっている状況でした. 経口摂取はほとんど取れなかったため輸液を開始し, スルピリドに加えてエスシタロプラムを開始しました. 睡眠薬使用がなく, それほど高齢ではないにもかかわらず少量の飲酒でせん妄状態を呈したことと, 鎮静により著しく血圧が低下した経過に強い違和感がありました. また, 初診時のうつ状態は比較的軽度であったにもかかわらず, せん妄状態を呈した後にうつ状態が急激に悪化したこともうつ病の経過として非典型的

第1章 ● 健康な心と健康な体

であるという印象を持ちました.

> 精神疾患の病歴としては違和感があります. 何が隠れているのでしょうか?

現症
BP 84/50 mmHg, HR 80/min, BT 35.4℃, RR 18/min, SpO$_2$ 97%
（室内気）

身体所見: 特記すべき所見なし

主な検査結果
血液検査: WBC 5,800/μL, Hb 12.5 g/dL, Plt 282,000/μL, UN 13.2 mg/dL, Cr 0.65 mg/dL, Na 125 mEq/L, K 4.8 mEq/L, Cl 92 mEq/L, T-Bil 0.7 mg/dL, AST 32 IU/L, ALT 26 IU/L, GTP 42 IU/L, CRP 0.03 mg/dL, BS 62 mg/dL, HbA1c 5.1%
TSH 2.48 μIU/mL, T3 2.08 pg/mL, T4 1.32 ng/dL, GH 0.35 ng/mL (<0.64), PRL 32.5 ng/mL (<13.7), ACTH <5.0 pg/mL, コルチゾール 3.1 μg/dL (4.5 ～ 21.1)

抗下垂体抗体: 陰性

頭部 MRI: 異常なし

その後の経過
内科疾患が隠れている可能性を念頭にカルテを見返すと, 今回入院中の血圧は 80/40 mmHg 程度で推移しており, 採血上も Na は 120 ～ 130 mEq/L, 血糖は 65 ～ 90 mg/dL で推移していました. 内分泌疾患を疑いスクリーニング採血を行ったところ, ACTH, コルチゾール低値が認められました. CRH 負荷試験を行ったところ ACTH の反応は認められませんでした 表1 . ハイドロコルチゾンを開始したところ, 1 週間ほどで食欲低下は改善し, 2 週間ほどで抑うつ状態も改善しました. 入院中に抗うつ薬を全て中止しましたが, 抑うつ状態の再燃は認められませんでした.

表1 CRH 負荷試験

	前値	30 分後	60 分後	120 分後
ACTH pg/mL	< 5.0	< 5.0	< 5.0	< 5.0
コルチゾール μg/dL	2.9	3.1	3.2	3.3

CASE 1 ● 手術後のうつ状態

診断

ACTH単独欠損症

　成人のACTH単独欠損症は40〜60代で発症することが多く，やや男性に多いと報告されています[3]．原因としては自己免疫性（リンパ球性下垂体炎，Triple H syndromeなど），遺伝性，薬剤性（メゲストロール，オピオイド，免疫チェックポイント阻害薬など），外傷性などがあげられますが，原因を特定できないことも珍しくありません[3,4]．症状は副腎不全症状（全身倦怠感，食欲低下，意識障害，低血糖症状など）が主体ですが，抑うつ状態もしばしばみられます[5]．基礎分泌が多少なりとも保たれている場合にはストレスが加わった時のみに症状があらわれることがあり，精神疾患と誤診されやすいという特徴があります．本症例でも手術という身体的ストレスと，生活の変化という精神的ストレスを契機に症状が顕在化したようにみえます．実際問題として，ACTH単独欠損症とうつ病の診断基準表2,3を比較すると，オーバーラップする症状が多く，症候のみで鑑別するこ

表2　DSM-5-TRにおけるうつ病の診断基準

A： 以下の症状のうち5つ（またはそれ以上）が同一の2週間に存在し，病前の機能からの変化を起している；これらの症状のうち少なくとも1つは，1 抑うつ気分または2 興味または喜びの喪失である．
注： 明らかに身体疾患による症状は含まない．
1. ほとんど1日中，ほとんど毎日の抑うつ気分
2. ほとんど1日中，ほとんど毎日の，すべて，またはほとんどすべての活動における興味，喜びの著しい減退
3. 5％以上の体重減少，あるいは体重増加，または食欲の減退もしくは増加
4. ほとんど毎日の不眠または睡眠過多
5. ほとんど毎日の精神運動性の焦燥または制止
6. ほとんど毎日の易疲労性，または気力の減退
7. 無価値感，または過剰あるいは不適切な罪責感
8. 思考力や集中力の減退，または決断困難
9. 死についての反復思考，反復的な自殺念慮，自殺企図，または自殺するためのはっきりとした計画

〔日本精神神経学会（日本語版用語監修），髙橋三郎・大野　裕（監訳）：DSM-5-TR 精神疾患の診断・統計マニュアル．p176-177，医学書院，2023 より〕

第1章 ● 健康な心と健康な体

表3 ACTH 単独欠損症の診断基準

1. 主要項目
（1）主症候
① 全身倦怠感
② 易疲労性
③ 食欲不振
④ 意識障害（低血糖や低ナトリウム血症による）
⑤ 低血圧
（2）検査所見
① 血中コルチゾールの低値
② 尿中遊離コルチゾール排泄量の低下
③ 血中 ACTH は高値ではない
④ ACTH 分泌刺激試験（CRH, インスリン負荷など）に対して，血中 ACTH およびコルチゾールは低反応ないし無反応を示す
⑤ 迅速 ACTH 負荷に対して血中コルチゾールは低反応を示す．但し，ACTH–Z 連続負荷に対しては増加反応がある
2. 除外規定
ACTH 分泌を低下させる薬剤投与を除く
3. 診断基準
各実例：（1）の 1 項目以上と（2）の①～③を満たし，④あるいは④および⑤を満たす

（厚生労働科学研究費補助金難治性疾患等政策研究事業，脳下垂体機能障害に関する調査研究班[7]）

とは困難ですので，疑って検査をすることが重要です．本疾患ではステロイドホルモンによる治療で精神症状が消失することがほとんどですので[5]，正しい診断をつける意義は極めて高いといえます．

症例のポイント ▷▷▷

精神科からの視点

　認知症のない患者が少量のアルコールだけでせん妄状態になることはまずありません．この場合には，何か身体疾患があることを念頭に精査を行うべきです．この際に重要なことは，他科から紹介された場合でも全ての身体疾患が除外されているとは限らないということです．こういった症例をみたときに，"見逃し症例" と感じる精神科医も少なくないかもしれませんが，私自身はあまり見逃しとは思いません．抑うつ症状をきたす身体疾患は非常に多く，うつ病の有病率を考えるとすべての症例に徹底的な精査を行うのは医療経済的にも検査侵襲的にも不可能です．臨床

状況や症候から検査前確率を推定して検査計画をたてる臨床推論の手順からすれば，精神科医の見立てから精査が必要な患者をスクリーニングし，内科医と協力して必要な検査をオーダーするほうが望ましいと思います ☞第4章総論 p.142．精神科医のみる視点としては，**ストレスへの著しい脆弱性（特に生活歴から推測される程度から逸脱しているもの）**，薬剤への脆弱性や副作用の出やすさなど，"通常の精神疾患の経過と異なる点"を見逃さないようにすることが大切です．あわせて，後述するような身体所見や検査所見に注目するとよいと思います．内分泌疾患は精神疾患と間違えられやすい疾患群ですので，精神科医も症候や検査所見を覚えておいて損はありません．自分が精神科医だった頃に何例か副腎不全を経験したことがありますが，自分で診断をつけた時は本当にうれしく，患者さんの予後を改善できた，という喜びがありました．多くの精神科医にこの喜びを経験してほしいと思います．

内科からの視点

　副腎不全や甲状腺クリーゼなどの内分泌疾患急性増悪は，身体的ストレス，精神的ストレスを契機に起こりやすいという特徴があり，症候も精神疾患とオーバーラップする部分が少なくありません．よく言われることですが，**内分泌疾患は精神疾患ミミックの代表格です**．本症例のように，非典型的な症状をきたした場合は多くの精神科医が違和感を感じられると思います．ただ，常に非典型的な精神症状がみられるわけではないため，精神症状のみから精神疾患と内分泌疾患を区別することは熟練した精神科医でも不可能だと思います（少なくとも私にはできません）．内科臨床においては，精神症状に注目するよりも，内分泌疾患を鑑別リストにおいて，精神症状以外の症候や検査所見に注目するほうが効率的です．副腎不全の症候は易疲労性，倦怠感，食欲低下などうつ病と重なる部分が多く難しい面があります が 表3 ，低血圧，低体温といったバイタルサインの変化，低 Na 血症，高 K 血症，好酸球増多，低血糖といった検査値異常が鑑別に役立ちます[8]．

　内科医の視点からすると，精神科医が"うつ病"と診断した場合，食欲低下や全身倦怠感はうつ病で説明可能であると判断された，と解釈すると思います．内科では，"症状の原因について A という疾患と考えて矛盾ないでしょうか？"というコンサルトはよくあるものだと思います．しかしながら，現代の精神医学的診断は症状の有無で決定されており，"原因を問わない"というのが原則となっています（この理由についてはコラム「DSM の歴史」（p.63）を参照してください）．すなわち，"この症候はうつ病の症状と考えて矛盾はないか？　他の疾患を考えたほうがいい

第1章 ● 健康な心と健康な体

か？"という考察は通常行われません．上にも少し書きましたが，精神科医からすると，他科から依頼された時点で"身体疾患（すなわちうつ病をきたしうる全ての疾患）が除外されている"という気持ちになっていますので，症状がそろっていればほぼ自動的にうつ病と診断されることになります．食欲低下や全身倦怠感といった症状がうつ病で説明可能かどうかは客観的データでしか判断できないものですので，検査が最も重要です（精神科医は典型的な精神疾患の経過と異なることは認識できますが，それだけで診断を覆すのはなかなか難しいため，同様に検査に頼っています）．この点で通常の他科コンサルテーションとは様相が異なっているということを知っておいたほうがいいと思います ☞第1章総論 p.38．

◆文献

1) O'Gara B, Espinosa Leon JP, Robinson K, et al. New onset postoperative depression after major surgery: an analysis from a national claims database. BJA Open. 2023; 8: 100223.

2) Jackson JC, Pandharipande PP, Girard TD, et al; Bringing to light the Risk Factors And Incidence of Neuropsychological dysfunction in ICU survivors (BRAIN-ICU) study investigators. Depression, post-traumatic stress disorder, and functional disability in survivors of critical illness in the BRAIN-ICU study: a longitudinal cohort study. Lancet Respir Med. 2014; 2: 369-79.

3) 岩崎泰正，橋本浩三．III．続発性副腎機能低下症の診断 2．ACTH 単独欠損症．日内会誌．2008; 97: 747-51．

4) Nieman LK. Causes of secondary and tertiary adrenal insufficiency in adults.2023. UpToDate. https://www.uptodate.com/contents/causes-of-secondary-and-tertiary-adrenal-insufficiency-in-adults（2025/1/23 アクセス）

5) Morigaki Y, Iga J, Kameoka N, et al. Psychiatric symptoms in a patient with isolated adrenocorticotropin deficiency: case report and literature review. Gen Hosp Psychiatry. 2014; 36: 449.e3-5.

6) American Psychiatric Association. 高橋三郎，大野 裕，監訳．DSM-5 精神疾患の分類と診断の手引き．東京；医学書院；2014.

7) 厚生労働科学研究費補助金難治性疾患等政策研究事業，脳下垂体機能障害に関する調査研究班．

8) Nieman LK. Clinical manifestations of adrenal insufficiency in adults. 2024. UpToDate. https://www.uptodate.com/contents/clinical-manifestations-of-adrenal-insufficiency-in-adults（2025/1/23 アクセス）

COLUMN

1. ミミックとカメレオン

内科医からするとミミックとカメレオンという言葉は身近なものだと思いますが，精神科医にとっては耳慣れない言葉だと思います．ミミックというのは，ドラゴンクエストなどのロールプレイングゲームに登場する，宝箱に擬態しているモンスターの名前です．最近では「葬送のフリーレン」というアニメに出てくるミミックが有名かもしれません．医療現場においてミミックとは，"有名な疾患のように見えるけれども，実はまぎらわしい別の疾患であること"を指す言葉です．例えば，低血糖やてんかんは脳卒中ミミックとよばれます．

一方，カメレオンは自分の体の色を周囲の背景そっくりに変えて，外敵から見つかりにくくする動物です．ちなみに，カメレオンが体の色を変えるのはカモフラージュの目的だけではなく，求愛行動，威嚇，体温調節を目的として体の色を変えることもあるそうです [1]．医療現場においてカメレオンとは"本当は有名な疾患なのだけれども，そうと気づけないような珍しい症状や経過をとる場合のこと"を指す言葉です．例えば，失語症をきたして周囲と意思疎通がとれなくなり，不穏状態を呈して精神科受診にいたるケースは脳卒中カメレオンとよばれます．

ミミック疾患への対応としては，病歴，症状の経過，随伴症状，身体所見などを詳細に評価すること，鑑別リストやスコアリングシステムの利用などがあげられています [2-4]．しかしながら，内科臨床でよくみられる脳卒中ミミックや喘息ミミックと，精神疾患ミミックには大きな違いがあります．主訴が精神症状である場合，原因疾患の大半は精神疾患です．精神症状の原因が身体疾患であることは稀であり，鑑別は多岐にわたる上に稀少疾患が多く含まれます．このため，網羅的な鑑別リストを作るのは現実的ではありません．さらに，精神疾患の経過として典型的かどうかの判断は，精神科医以外には難しいと思います．

ですので，内科臨床で精神疾患ミミックの可能性がある患者さん（特に，精神症状を呈しているけれど，精神疾患の診断がついていない患者さん）を診療する際には異なったアプローチを使ったほうがいい，と私は考えています．具体的には，"何らかの疾患のカメレオンではないか？"と逆方向から考えてみるのが有効だと思っています．本書でもとりあげている精神疾患ミミックの患者さんでは，精神症状が存在することで，他の症候の存在が内科医の意識の外側に追いやられてしまっていることが少

第1章 ● 健康な心と健康な体

なくありません．精神症状があたかもカメレオンの擬態のような役割をしているのです．内科医がこの擬態を見破るためには，"精神症状を取り除いたときにどのような症候が残っているか？"と考えることが有効です．ACTH 単独欠損症の症例では，抑うつ症状をいったん意識の外に置くと，低血糖，低血圧，低ナトリウム血症がくっきり見えてきて，鑑別診断があがるのではないでしょうか．精神症状を呈しているけれど精神疾患の診断がついていない患者さんにおいて，精神疾患ミミックを見逃さないためには，精神症状以外の随伴症状を十分に聴取しましょう．その上で，精神症状をいったん無視して随伴症状だけを並べて鑑別診断をあげると，効率よくミミックを拾い上げられるのではないかと思います．

◆文献

1） 飼育情報 エキゾチックアニマル情報室．専門獣医師解説！ カメレオンが色を変える理由は？ https://exoroom.jp/chameleon/2021/10/10/taisyokunohennka/（2025/1/23 アクセス）
2） Kann K, Long B, Koyfman A. Clinical mimics: an emergency medicine-focused review of asthma mimics. J Emerg Med. 2017; 53: 195-201.
3） Coleman DK, Long B, Koyfman A. Clinical mimics: an emergency medicine-focused review of syncope mimics. J Emerg Med. 2018; 54: 81-9.
4） Long B, Koyfman A. Clinical mimics: an emergency medicine-focused review of stroke mimics. J Emerg Med. 2017; 52: 176-83.

CASE 2 ● 突然の躁状態

CASE 2

突然の躁状態

はじめに 高齢者では身体機能低下，社会的な役割の喪失，疾患に伴う QOL 低下などにより，抑うつ状態が起こりやすくなります．一方で，高齢初発の躁状態はそれ程頻度が高くないため身体的精査を行うべきであるとされています[1]．原因としては認知症が多いとされていますが，それ以外にもさまざまな疾患による躁状態が報告されています[2]．本症例は真珠腫性中耳炎術後に疼痛が遷延し抑うつ状態をきたした方です．抗うつ薬開始後も抑うつ状態はあまり改善しないまま経過していたのですが，数週間後に突如妄想を伴う躁状態を呈しました．

症例 70 代，男性

既往歴 糖尿病

嗜好 アルコール：ビール 700 mL/day
タバコ：なし

内服薬 ロキソプロフェン 180 mg　3×　毎食後
ランソプラゾール 15 mg　1×　朝
超即効型インスリン　12 単位 –8 単位 –10 単位
グラルギン　12 単位

生活歴 妻と二人暮らし，挙児なし．精神科受診歴はなく，今までの人生において抑うつ状態，躁状態と思われるエピソードなし（妻談）．65 歳まで会社員として勤務し，その後は時折ゴルフに行ったり，旅行に行ったりして生活していました．病気をしたことがないため健康にはほとんど気を使っておらず，健康診断も受けていませんでした．

現病歴 X 年 1 月頃，右耳の痛みを主訴に近医耳鼻科を受診．右外耳道真菌症を指摘され，外用薬を処方されました．

第1章 ● 健康な心と健康な体

5月頃，右顔面神経麻痺が出現，近医耳鼻科を再度受診し，頭部 MRI 検査で右真珠腫性中耳炎を指摘されました．手術目的で A 総合病院に紹介となりましたが，未治療の糖尿病（HbA1c 9.8%）を指摘され，インスリンによる糖尿病コントロールをした後に手術を行う方針となりました．糖尿病治療目的で入院となったのですが，本人は"なんでこんなことになったのか……．いろいろ覚えることがあって大変だ"とこぼしていました．

6月に真珠腫摘出術を行い，同部位からは Candida albicans が検出されました．しかし，退院後も右耳および顔面の痛みが持続し，家では寝てばかりいるようになりました．食欲不振も続いたため，8月に再入院となりました．

入院時発熱はなく，耳鼻科診察および MRI 検査では耳内に明らかな感染所見は認められませんでした．この頃より，"痛みがつらい，空腹なのに食欲が出なくてつらい，死にたい"と述べるようになったため，8月中旬に精神科依頼となりました．

精神科診察

診察時，"今まで病気したこともなかったのに，インスリンが必要になったり，手術を受けたり，痛みが続いていたり，急にいろいろなことが重なってつらい．生活が全く変わってしまった"，"痛みもあって夜も眠れなくて気分が落ち込む"と涙ながらに訴えていました．本人の今までの生活と，現在置かれている状況とを考えると，抑うつ状態となるのは十分理解できるものでした．疼痛の原因が特定されていないものの，頭蓋内および耳内に明らかな所見がないことから，痛みは抑うつ状態の影響が大きいのではないかと考えました．疼痛への効果も期待してデュロキセチンを開始し，不眠に対してレンボレキサントを開始しました．しかし，治療開始後 2 週間が経過しても抑うつ状態は改善せず，食事量も全く増えませんでした．入院 4 週目には，右外転神経麻痺が出現，頭部 MRI を再度撮影するも明らかな異常は認められず，糖尿病性ニューロパチーの可能性を指摘されました．入院 5 週目には，夜間に"自分がどこにいるかわからなくなってしまった"という訴えと失禁がみられました．その翌日，突如"自分は皇帝だ，すべて解決した"と述べ，しゃべり続けるようになりました．インスリン注射を含むすべての医療行為，ケア

CASE 2 ● 突然の躁状態

を拒否し，離院のリスクもあったため精神科病棟に医療保護入院としました．

転科後経過

転棟時にはベッド上で排便するなど行動はまとまらず，ずっとしゃべり続けている状態でした．フルニトラゼパム2mgを20mLに希釈し，うち4mLを緩徐に注射したところ完全に呼吸停止し，補助換気を要する事態となりました．高齢初発のうつ病エピソードの患者さんが，抗うつ薬が無効なうつ状態から1日で躁状態を呈したことに強い違和感がありました．また，激しい躁状態を呈している割に，少量のベンゾジアゼピンで鎮静がかかりすぎだという印象を持ちました．

この患者さんの抑うつ状態，躁状態を取り除いてみるとどんな臨床経過がみえてくるでしょうか？

所見

JCS 1-1, BP 124/84 mmHg, HR 104/min, SpO$_2$ 98%（室内気），RR 22/min

神経学的所見：

協力が得られず十分な評価は困難

瞳孔：3/3, 対光反射両側迅速

眼球運動：右目に外転制限あり，左目は正常

右顔面神経麻痺あり

咽頭反射：正常

舌偏倚なし

四肢に明らかな麻痺なし

上腕二頭筋腱反射：両側正常，PTR：両側正常，ATR：両側低下

主な検査結果

血液検査：WBC 14,600/μL, Hb 13.1 g/dL, Plt 476,000/μL, UN 18.8 mg/dL, Cr 0.90 mg/dL, Na 135 mEq/L, K 4.4 mEq/L, Cl 98 mEq/L, T-Bil 0.9 mg/dL, AST 82 IU/L, ALT 59 IU/L, GTP 69 IU/L, LDH 286 IU/L, CRP 5.92 mg/dL, BS 223 mg/dL, HbA1c 7.6%, β-

17

グルカン 26 pg/mL (<20)，QFT 陰性
髄液所見：細胞数 57/μL，(リンパ球 55，好中球 2)，蛋白 218 mg/dL，糖 91mg/dL，培養陰性，カンジダ抗原陰性，クリプトコッカス抗原陰性，ADA 2.4IU/L
血液培養：陰性
耳漏培養：*Candida albicans*
頭部 MRI：特記すべき異常なし

その後の経過

神経症状が経時的に増悪しており，意識障害を疑わせるエピソードもあったことから，髄液検査を行ったところ細胞数，蛋白の上昇を認めました．カンジダの生着，臨床状況，進行性の脳神経症状から真菌性髄膜炎の可能性が高いと判断し，抗菌薬に加えアムビゾームの投与を開始しました．髄液培養からは細菌，真菌とも検出されませんでした．入院7週目，一般髄液所見は改善傾向であったものの徐々に意識障害が増悪，入院8週目には両側反回神経麻痺が出現したため，気管切開を施行しました．抗真菌薬による治療を継続したところ入院11週目より意識レベルが改善し，入院20週目には気管カニューレ抜去可能となりました．リハビリを行い最終的に独歩退院となりました．経過中，抑うつエピソード，躁病エピソードとも再燃は認められず，向精神薬の投与は不要でした．

脳底髄膜炎（真菌性髄膜炎）

脳底髄膜炎は脳底部（脳幹周囲）に強い炎症をきたす髄膜炎の類型です．同部位の炎症や血管閉塞による脳神経麻痺，くも膜の炎症による強い頭痛，浸出液による水頭症などを引き起こします．原因としては結核と真菌が有名ですが，それ以外にもがん性髄膜炎やサルコイドーシスでも報告があります[3]．真菌，結核などを原因

CASE 2 ● 突然の躁状態

とした，慢性〜亜急性髄膜炎の経過をとるものは精神症状が前景にたつことがある，と古い教科書には記載されています[4].

症例のポイント ▷▷▷

精神科からの視点

　双極症（旧：双極性障害）は青年期に発症することが多く，特に高齢で初めて躁状態を呈する症例は比較的少ないとされています[1,2].精神医学的には，青年期に閾値下の躁状態を呈していた可能性があるため，双極症と診断する際には若いころの躁エピソードの有無を注意深く聴取する必要があります．一方で，神経変性疾患，脳血管障害，中枢神経の炎症性疾患，内分泌疾患，ビタミン欠乏症などによって躁状態が起こることもあるため，**高齢発症の躁状態**をみた際には，基礎疾患が存在する可能性を考えて精査を行うべきです[1,2].本症例では髄膜炎罹患前には気分障害エピソードが認められず，治療後には気分障害エピソードが消失していることから，"真菌性髄膜炎による気分障害エピソード"であったと考えられます．

　本症例では抑うつ状態から躁状態への変化が急激であり，その間に**意識障害を疑わせるエピソード**として，"夜間にどこにいるかわからなくなる"という訴えを認めていました．さらに，少量のベンゾジアゼピンによる鎮静で高度の呼吸抑制が起こったのは，重度の躁状態にしては**薬剤に弱すぎる**印象を持ちました（眠るまでにフルニトラゼパム1Aまたはミダゾラム1A以上が必要になることが多い印象です）．こういった違和感だけで診療の方向性を大幅に変更するのは困難だと思いますが，なんらかの基礎疾患が存在することを疑うには十分な情報だと思います．精神科医にとって一番重要な仕事は，この違和感を内科医と共有し，診療の見直しの必要性についてディスカッションすることだと思います．精神科医自身が鑑別をあげて精査を進めるのは非常にハードルが高いと思いますが，"これらの症状は気分障害の経過では説明できないと思います"と伝えることは，後述するように内科医が診断を再考する際に大きな意味を持ちます ☞第4章総論 p.142 .

内科からの視点

　後方視的にこの患者さんの経過を見直してみると，頭頚部の疼痛の持続，進行性の脳神経症状，意識障害を疑わせるエピソード，軽度の炎症反応上昇，カンジダの

19

第 1 章 ● 健康な心と健康な体

生着などから，最初から真菌性髄膜炎を疑うべき症例だった，ということもできると思います．診療の方向性が大きく変わらざるを得なかったのは，"死にたい"というワードが出たためではないでしょうか．多くの書籍において，専門医に紹介すべきレッドフラグサインとして希死念慮があげられていると思います．確かに，"死にたい"と患者さんが言っている状況で，うつ病の可能性を想定せずに経過を見ていくのは極めてリスクが高いプラクティスです．一方で，さまざまな身体疾患がうつ状態を引き起こすことがあることもよく知られており，厄介なことに身体疾患によるうつ病と内因性うつ病を精神症状のみから区別することは熟練した精神科医でも不可能です（あえて言いきります）．一方内科医の視点からすると，抑うつ症状と疼痛は併存することが多いですし [5]，いったんうつ病と専門医に診断がされるとそれ以上の検査を行うことに消極的になることもあるかと思います．さらに，意識障害と思われるエピソードに関してもうつ病と関連づけられることが多いと思いますし，軽度の炎症反応上昇も"ほぼ正常範囲"と解釈されやすくなると思います．このように，精神疾患があると内科診療や救急診療における診断プロセス全体に影響を与えることが指摘されており，診断プロセス全体に影を落とすことから diagnostic overshadowing とよばれています [6] ☞第 4 章総論 p.142．当然のことながら，うつ病と診断されたからといって身体精査が不要になるわけではありません．精神科医は，うつ病を診断することはできますが，身体症状がうつ病によるものかどうかを判断するためには適切な検査を行う必要があります ☞第 1 章総論 p.38．本症例は，亜急性髄膜炎カメレオンで双極症に擬態しています．こんな時は，**精神症状を除いた症候から再度鑑別診断を考え直してみる**と，意外と簡単に正しい診断にたどり着くことがあるかもしれません ☞第 1 章コラム 1 p.13．

◆文献

1) Dols A, Beekman A. Older age bipolar disorder. Psychiatr Clin North Am. 2018; 41: 95-110.
2) Sami M, Khan H, Nilforooshan R. Late onset mania as an organic syndrome: a review of case reports in the literature. J Affect Disord. 2015; 188: 226-31.
3) Baldwin KJ, Zunt JR. Evaluation and treatment of chronic meningitis. Neurohospitalist. 2014; 4: 185-95.
4) 懸田克躬, 編. 現代精神医学体系. 第 13 巻 A. 器質精神病Ⅰ. 東京：中山書店; 1975.
5) Bonilla-Jaime H, Sánchez-Salcedo JA, Estevez-Cabrera MM, et al. Depression and pain: use of antidepressants. Curr Neuropharmacol. 2022; 20: 384-402.
6) Shefer G, Henderson C, Howard LM, et al. Diagnostic overshadowing and other challenges involved in the diagnostic process of patients with mental illness who present in emergency departments with physical symptoms--a qualitative study. PLoS One. 2014; 9: e111682.

CASE 3 ● ジュニアレジデントのうつ状態

CASE 3

ジュニアレジデントのうつ状態

はじめに　若いうちはいろいろな壁に当たることが多いものです．壁は時にとてつもなく高く感じられ，絶望感にうちひしがれることもあります．医者は失敗して成長するものといっても，小さな失敗でも非常に大きなものに感じられる時もあるものです．相談する相手が遠くに離れていたり，環境の変化が重なったりする時，もう立ち直れないと思うほど落ち込んでしまう時もあるかもしれません．このジュニアレジデントは小さなミスが積み重なり，無力感にさいなまれて苦しんでいるようでした．

症例　20代，女性

既往歴　特記事項なし

嗜好　アルコール：機会飲酒
　　　　タバコ：なし

内服薬　なし

生活歴　小さいころから忘れ物が多く，おっちょこちょいでした．性格は気弱で心配性．医学部を卒業し，実家から距離のある県内の総合病院に就職．一人暮らしを始めました．そろそろ1年目を終えようとしています．

現病歴　ジュニアレジデント1年目の夏頃，口内炎，発熱が1週間以上持続し，膠原病などを念頭に精査を受けましたが特に異常を認めず，自然軽快しました．
秋頃より疲労感が強まり，"なかなか新しいことが覚えられない"，と感じるようになりました．また，うっかりミスが増えて指導医に指摘を受けることも増えました．さらに，当直明けなど疲労がたまった時には目がかすんだり，つまずいたりするようになりました．指摘されたことを

第1章 ● 健康な心と健康な体

改善するために勉強しようと思っても疲労感が強く，集中することがで
きませんし，記憶力も悪くなったような気がしてきました．"こんなはず
ではない"と思って努力しようとするのですがどうにもうまくいきませ
ん．もともと"おっちょこちょいだし体力もないほうだ"という自覚が
あったのですが，"何かおかしいのではないか"と感じるようになりまし
た．何かの病気なのではないかと思い血液検査を受けましたが，特に異
常は認められませんでした．友人や上司にも相談してみたのですが，
"疲れてるんじゃない？　少し休んだら？"とか，"気にしすぎだよ"と
か，"自分のペースで頑張っていけばいいよ"と言われるばかりであまり
助けになりません．自分自身をとても無能な人間のように感じ，"将来ち
ゃんとした医師になれないのではないか"という気持ちが徐々にふくらん
んでいきました．人付き合いもおっくうになり仕事以外の時は自分の部
屋で一人で過ごすようになりました．部屋でいろいろ考えこんでいるう
ちにいつの間にか夜中になり，眠ろうと思ってもなかなか眠れず気がつ
くと朝になっている，という生活サイクルが日常になっていきました．
状況は全くよくならないまま冬になり，"もう消えてしまいたい"という
気持ちが強くなり，自宅で手首を切りました．ただ，思ったほど出血せ
ず，血を見て少し冷静になり自分で処置を行って翌日は普段通りに出勤
しました．職場で指導医が手首の傷に気づき急きょ精神科を受診するこ
とになりました．

**精神科
診察**

診察時，言葉数は少なく，"努力してきたんですがもう疲れました"，"ミ
スばっかりで自分はダメな存在なんです"と述べていました．数カ月に
わたる抑うつ気分，無価値感，疲労感，思考力低下，希死念慮があり，う
つ病と診断されました．エスシタロプラムが開始され，希死念慮もみら
れたことから別の病院の精神科病棟に任意入院となりました．入院後も
抑うつ気分はあまり改善せず，一日中臥床して過ごしており，"医師とし
てやっていくのはもう無理なのかもしれないと思うと，とてもつらいで
す"と述べていました．

> 少し考えてみてください．うつになる前に体調の変化があったようです

CASE 3 ● ジュニアレジデントのうつ状態

現症

身体所見: 明らかな異常所見なし

神経学的所見: 明らかな異常所見なし

主な検査所見

血液検査: WBC 6,800/μL, Hb 12.4 g/dL, Plt 253,000/μL, TP 7.3 mg/dL, Alb 4.2 mg/dL, TB 0.1 mg/dL, AST 23 IU/L, ALT 18 IU/L, GTP 14 IU/L, BUN 8.9 mg/dL, Cr 0.37 mg/dL, Na 137 mEq/L, K 3.8 mEq/L, Cl 101 mEq/L, CK 82 IU/L, CRP 0.2 mg/dL, 血糖 98 mg/dL, 抗 AQP4 抗体: 陰性

髄液所見: 細胞数 23/μL（多核球 3, 単核球 20）, 蛋白 58 mg/dL, 糖 73 mg/dL, オリゴクローナルバンド: 陽性, MBP 247 pg/mL（<102）

頭部単純 MRI: 両側の白質に楕円形の T2 延長域が多発. 両側前頭葉の皮質下白質に多数の不整型な T2 延長域を認める

頭部造影 MRI: 左中心前回の病変にリング状の造影効果を認める

脊椎 MRI: 頚髄, 胸髄に複数カ所の T2WI 高信号を認める

その後の経過

スクリーニングとして, 入院 14 日目に MRI が撮影されました. 撮影された MRI では, 白質に small high intensity area が多発している所見が認められました. 神経内科にコンサルトされ, 精査の結果多発性硬化症と診断されました. 造影 MRI で造影効果のある病変が認められたため, ステロイドパルスが行われ, 疾患修飾薬としてフマル酸ジメチルが開始されました.

多発性硬化症の診断確定後, 本人は"多発性硬化症と診断されたことにはもちろんがっかりしたけれど, 今までしてきたいろいろなミスが自分のせいではなく病気のせいだということがわかって本当に気持ちが楽になった"と述べました. 診断確定後, 数日でうつ状態は改善したため, 抗うつ薬は 2 カ月で中止されました. その後, 複数回神経症状の再発がみられていますが, 抑うつ症状の再燃はみられていません.

多発性硬化症，うつ病

　多発性硬化症は自己免疫性の脱髄疾患で，時間的空間的な再発を特徴としています．画像検査が進歩した現在ではあまり言われなくなってきていますが，若年発症例が多く，多彩な症状をきたすこと，自然軽快もみられること，本症例のようにごく軽度の認知機能障害が前景に立つ場合があることなどから，昔は機能性神経障害（精神科における変換症，昔の言葉ではヒステリー）との鑑別が問題となる疾患の代表格でした[1,2]．本症例でみられた疲労感は，現在では多発性硬化症の代表的な症状の一つととらえられており，多くの患者さんにとって最も日常生活に支障をきたす症状としてあげられています[3]．

症例のポイント ▷▷▷

　診断確定後速やかに改善したこのうつ状態は何によるものだったのでしょうか．こういった症例では，精神科の中で"器質性うつ病＝多発性硬化症の脳病変によるうつ病"か，"多発性硬化症の脳病変と無関係なうつ病"かがよく議論になります．精神科医はどのような基準で"器質性うつ病"と診断しているのでしょうか．実はこの点に関して全くコンセンサスがなく，精神科医の主観によるところが大きいのです　☞第4章総論 p.142．うつ病の診断基準の中では"身体疾患が原因でない"ことが求められています　☞p.39 表1参照．そして，身体疾患が原因か否かは**身体疾患が存在していないことで診断される**ことがほとんどです．逆に言うと，今日の精神科臨床においては脳病変を伴う身体疾患が存在すると，かなり高い確率で"器質性"と診断されてしまいます（もちろん精神科医間の個人差はあります）．しかしながら本来の器質性うつ病は，身体疾患を直接原因としたうつ病のことをさす言葉であるべきだと思います　☞第4章総論 p.142．これを本症例に当てはめると，"多発性硬化症が直接原因であるうつ病"と診断できるかどうかが焦点となります．多発性硬化症による病変とリンクするものであれば，1：1対応で抑うつ症状を起こすことが証明されている脳部位に病変がある必要がありますが，損傷された際に必

ず抑うつ症状を引き起こすような脳部位は存在しません（うつ病との関連が示唆されている脳部位やネットワークは多数あります[4]．ポイントは1：1対応していないというところです）．さらに，脳病変で説明されるのであれば疾患活動性との関連がないとあまり説得力がありません．仮に多発性硬化症そのものが原因だとするならば，再発時に抑うつ症状も再発すると考えるほうがしっくりきます．しかしながら，本症例では診断確定後に抑うつ症状が数日で改善しており，しかも神経症状再発時に抑うつ症状が再燃していないことを考えると，多発性硬化症がうつ病の直接的な原因であるとは言い難いと思います．

　疫学的には，多発性硬化症の患者さんの30％くらいにうつ病が合併すると報告されています[5]．当然ながら，脳病変の程度だけでなく，疲労，痛み，神経症状，認知機能障害，就労問題などの社会的な因子，喪失感などの心理的な因子など多数の要因がうつ病発症に関連しています[5]．実際のところ，うつ病の原因を単一要素に求めるのは困難ですし，器質性うつ病と診断して原病治療のみを行うより，さまざまな心理社会的要因も考慮して治療に当たるほうが良い結果をもたらすと思います．治療的な意味で考えても，器質性うつ病と診断するメリットはほとんどないと考えます．

　精神科治療が開始される際には，器質疾患が除外されていることが求められています．本症例では，器質疾患除外のために行ったスクリーニングのMRI検査で病変がみつかり，診断に結び付きました．こういう症例を一度経験すると，全ての症例でスクリーニング検査を行ったほうがいいのではないかという気持ちになるかもしれません．しかしながら，精神症状を呈する患者さんに対するスクリーニング検査について，頭部CT検査の有用性を否定した報告があります[6]（スクリーニングMRI検査の報告は見つけられませんでした．ただ，MRIをスクリーニング検査として行う国は日本くらいかもしれません）．この報告では，精神症状に対してスクリーニングCT検査を行った369名を後ろ向きに評価したところ，精神症状の原因と考えられる異常が見つかった患者は一例もなかったそうです[6]．これほど検査前確率が低い群においてスクリーニング検査を行うのはあまりにも非効率的ですし，医療経済的にも大きな問題があります．頭部画像検査は症候から病変が疑われるときに行うべきです．

　現在の精神科診断学では横断面の症状を重視しており，症状が出現するに至った心理的な動きや症状の時間的な変化は診断基準に含まれていません[7]．しかしながら，うつ病の診断をするときに“何があって落ち込んでいるのか”を聞くことは，

こういった症例において極めて重要だと思います．本症例では，"とても疲れやすくて，転びやすくなって，目がかすんで，記憶力が悪くなって，頭が回らなくなって"，落ち込んでいると述べています．つまり，抑うつ気分が出てくる前の訴えは，"転びやすい，目がかすむ，記憶力が悪くなった"なのです．この訴えであれば神経学的所見をとり，眼科診察を依頼し，ほんの少しでも疑わしい部分があれば頭部画像検査をオーダーしたくなると思います．不思議なもので，これらの症状に"気持ちが落ち込む"が加わると，とたんに"きっと機能性の症状だろう"という気持ちが強くなってしまいます．だからこそ，問診で症状の時系列を把握することが大切だと思います．正しい診断がすぐに下れば，もしかしたら抑うつ症状は出現しなかったのではないでしょうか（本症例では職場での相談であり，もともとおっちょこちょいかつ心配性という特徴を持っていたレジデントだったことから，実際には同じ職場の指導医が気づくのは困難だったと思います）．そういった意味でも本症例の抑うつ症状は，心理的な要素のほうが器質的な要素よりもずっと大きいと私は思っています．主訴が気分の落ち込みであっても，何かの体調不良や認知機能障害を疑わせるエピソードが原因になっている場合，落ち込む前に立ち戻ってみたらどのような主訴となるか考えてみることが大切です．

◆文献

1) 懸田克躬，編．現代精神医学大系．第13巻B．器質精神病．東京：中山書店；1975.
2) 松下正明，編．臨床精神医学講座．第6巻．身体表現性障害・心身症．東京：中山書店；1999.
3) Oliva Ramirez A, Keenan A, Kalau O, et al. Prevalence and burden of multiple sclerosis-related fatigue: a systematic literature review. BMC Neurol. 2021; 21: 468.
4) Margoni M, Preziosa P, Rocca MA, et al. Depressive symptoms, anxiety and cognitive impairment: emerging evidence in multiple sclerosis. Transl Psychiatry. 2023; 13: 264.
5) Boeschoten RE, Braamse AMJ, Beekman ATF, et al. Prevalence of depression and anxiety in multiple sclerosis: a systematic review and meta-analysis. J Neurol Sci. 2017; 372: 331-41.
6) Tu LH, Malhotra A, Sheth KN, et al. Yield of head computed tomography examinations for common psychiatric presentations and implications for medical clearance from a 6-year analysis of acute hospital visits. JAMA Intern Med. 2022; 182: 879-81.
7) American Psychiatric Association. 高橋三郎，大野　裕，監訳．DSM-5 精神疾患の分類と診断の手引き．東京：医学書院；2014.

COLUMN
2. 心も体もみられる医師

　本書を手に取ってくださっている方々の多くは，精神科的な診療と内科的な診療の両方に興味を持ってくださっていると思います．中には"心も体もみられる医師"を目指して研鑽されている方もいらっしゃると思います．では，心も体もみられる医師とはどんな医師でしょうか．内科や外科などの身体疾患の診療ができて，精神科の勉強もしていて精神科の診療ができる医師と考える人が多いと思います．これは概ね間違いではないのですが，"心も体もみられる医師"という言葉に抱く一般の人のイメージと，医師の思い描いているイメージには実は"ずれ"があります．そして，この"ずれ"は時として患者さんに心理的ダメージを与えてしまうことがあります．

　少し例をあげてみようと思います．

　Aさんは63歳の男性です．子供は二人いますが，すでに自立しており現在は奥さんと二人暮らしをしています．久しぶりの健診で胃カメラを受けたところ，胃がんと診断されました．追加検査の結果，主治医から手術によって治癒が期待できる状態と説明を受け，Aさんは少しほっとしました．2週間後に入院する予定だったのですが，コロナウイルス感染症の拡大により緊急性の低い手術は延期されることになり，Aさんの入院予定も延期となってしまいました．Aさんは入院予定がいつぐらいになるか聞きましたが，"現時点ではわからない"と言われてしまいました．

　2週間たちましたが，感染状況は全く落ち着く気配はありません．Aさんはだんだん不安になってきました．"このまま待っていて大丈夫なのだろうか？"，"がんが進行して手術ができない状態になってしまうのではないだろうか？"．考え込んでしまって夜も眠れなくなってきました．仕事も手につきません．"もしかして死んでしまうのでは？"と考えると気持ちも落ち込んできます．好きだった映画を見ていても全く楽しめません．Aさんは外科のP医師とQ医師にこのことを相談することにしました．

　P医師は，"確かに心配ですよね．早期なので，数カ月は大丈夫なはずですが，手術が再開し次第すぐに入院できるように手配しようと思います．今までの流行状況から考えると，1カ月以内には再開になると見込んでいます．体調の変化があるようで

第1章 ● 健康な心と健康な体

したらいつでもご相談ください"と答えました.

　Q医師は, "夜眠れなくて気分が落ち込むんですね. 好きなことも楽しめないようですね. うつ病の可能性が高いと思います. うつ病は必ず治りますので安心してください. お薬で治療しましょう"と答えました.

　ここまで極端な例はあまりないと思いますが, 程度の軽いものであればこういったことはしょっちゅう起こっています. P医師は, ストレスの原因について話を聞き, 共感しています. 一方, Q医師はAさんがうつ病に罹患しているかどうかを評価し, うつ病の治療をしようとしています. 一般の人からするとP医師が"心も体もみられる医師"と感じると思います. それは間違いなく正しいのですが, 多くの医師が目指している"心も体もみられる医師"は, どちらかというとQ医師のような診断, 治療ができる医師ではないでしょうか.
　医師は病気の診断, 治療を行う専門職です. 医療現場では早期発見, 早期治療の重要性が強調され, 見逃しは批難されます. ですから, "心がみられる医師"となるとどうしても"精神疾患の診断, 治療ができる医師", と考えてしまうのです. 医師の立場からすると, P医師は"心がみられる医師"ではなく, 単に"親切な医師"ということになってしまいます.

　ではP医師とQ医師の診療で, 患者さんのうつ状態が改善しやすいのはどちらでしょうか? このシチュエーションにおいては, 圧倒的にP医師の診療だと思います. P医師の対応は2つの部分に分けられます. 1つ目は, 外科医として正しい見立てを伝え, 治療計画を立てようとしている部分です. このシチュエーションでは治療がうまくいくことが最も気持ちを安定させますので, 正しい知識に基づいて将来予測を伝えられること, 患者さんの信頼に足る治療能力を持っていることが極めて重要です. 2つ目は, 患者さんの立場に立って気持ちに寄り添っている部分です. Q医師が"病的な部分がないか"を評価しているのに対して, P医師は"理解できる不安, 落ち込み"ととらえ医学的な評価を加えずに対応しています. ここには, "医師として客観的に評価する態度"と"患者さんの身になって考える態度"の違いがあります. この"患者さんの身になって考える"ことは心のケアの根幹であり, 最も癒やし効果を生

28　JCOPY 498-22964

むものです．心のケアとよい身体疾患治療（このシチュエーションでは治療計画と保証）が結びつけば，精神科治療なしでも患者さんは自然に回復していきます．

では，"医師として客観的に評価する態度"は不要でしょうか？　そんなことはありません．患者さんが不安のあまりに"死んでしまったほうがましだ"とか，"もう絶対に手遅れになってしまう，何をしても無駄だ"という気持ちになっているとき，どんな言葉も届かないかもしれません．こんなときには病的な状態（うつ病であることが多いです）かどうかを評価し，治療することも同じくらい大切なのです．

いろいろ書いてきましたが，心と体をみられる医師には，① 身体疾患の診断技術，治療技術が優れている，② 患者さんの立場になって心のケアができる，③ 精神疾患の診断，治療ができる，という3つの要素が必要です．特に，心の診療という意味では，②と③を適切な割合で使い分けられる技量が重要なのですが，実際の現場では上のシチュエーションほど簡単でないことが多く，私自身もしょっちゅう失敗しては患者さんを傷つけてしまっていると感じています．医療的な専門知識を活用しながら，医師としての客観的な視点と，支援者としての寄り添う視点を行ったり来たりすることは本当に難しく，さらなる研鑽が必要だと日々痛感しています．

CASE 4

食事にプレッシャーを感じる女性

はじめに　摂食障害は圧倒的に女性に多く，女性の生涯有病率は 8% と報告されています[1]．思春期で発症することが多いのですが，全ての年代で発症しうることが報告されており[2]，何歳になっても体重が重大な関心事であることがうかがえます．しかしながら，るい痩が進むと電解質異常，肝障害，感染症などさまざまな疾患が併発するため，重篤な状態となることも珍しくありません．この患者さんはダイエットを開始した後，だんだんと食事にプレッシャーを感じるようになってしまいました．その結果体重は減り続け，ついには動けなくなり入院することになりました．

症例　40 代，女性

既往歴　アトピー性皮膚炎

嗜好　アルコール：機会飲酒
　　　　タバコ：なし

内服薬　なし

生活歴　二人姉妹の長女．母親はしつけに厳しく，しばしば体罰を受けていたそうです．また，父親は本人が中学生の時に失踪してしまいした．現在はパートタイムで事務職をしており，夫，3 名の子供と 5 人暮らしです．夫は自身の考えを押し付ける傾向があり，慢性的にストレスを感じていました．

現病歴　身長 156 cm．もともと太りやすいことを自覚しており，若い時から食事内容に気を使っていました．出産後はなかなか体重が落ちなくなり，40 代になる頃には体重は 70 kg（BMI 28.8）まで増えていました．X-2 年よりダイエットのため美容外科で GLP-1 製剤の投与を受け，ウ

ォーキングも開始し，1 年ほどかけて 58 kg（BMI 23.8）まで減量しました．GLP-1 製剤の注射はこの時点でやめたのですが，その後も食事療法は継続していました．体重が減ったことをうれしく感じる反面，以前よりも体重が気になるようになり，食事をとる際も“これを食べたら体重が増えてしまうかもしれない”という不安を感じることが増えていきました．

X-1 年，母親，妹が相次いで亡くなり“大きな喪失感”があったそうです．

X 年 7 月，COVID-19 に罹患，この頃には体重は 48 kg（BMI 19.7）まで落ちていました．COVID-19 に罹患した後から咳，痰がらみ，息苦しさがなかなか良くならず，食事をとるのに時間がかかるようになり，さらに食事量が減りました．この頃から“食事をするのにプレッシャーがかかる”ようになってきました．

9 月頃，呼吸器症状がなかなか良くならないため，COVID-19 の後遺症ではないかと思い A 病院を受診．同病院で咳喘息の可能性を指摘され，咳止めやステロイド吸入薬の処方を受けましたがあまり改善しませんでした．

10 月頃から，呂律のまわりにくさ，飲み込みにくさも出現したため再度 A 病院を受診．神経学的な異常を認めず，頭部 MRI も明らかな異常を認めませんでした．“まぶたが下がって顔が変わってしまった気がする”と言って受診時に写真を持って行ったところ，重症筋無力症除外のために抗 Ach 抗体が検査されましたが陰性でした．嚥下機能障害に関しては同院耳鼻科で精査を受けましたが，明らかな異常は認められませんでした．COVID-19 の後遺症の可能性を指摘されましたが，特に治療介入はなされませんでした．

11 月，自宅で転倒し体動困難となったため A 病院に入院，この頃には体重は 43 kg（BMI 17.7）になっていました．血液検査上は脱水所見が認められましたが他の異常を認めず，“むせこむことが怖くて食べられない”と言ってたびたび食事を残していました．前述のダイエットの経過，食事に対する不安感，急激な体重減少などから摂食障害が疑われ，退院後に心療内科を受診するよう指示されました．

12 月上旬，B 病院心療内科を紹介受診，同院では薬剤を用いたダイエッ

第1章 ● 健康な心と健康な体

トの既往，体重減少後に出現した体重や食事への不安感などから神経性やせ症の可能性が高いと診断されました．また，心理検査では不安症状，抑うつ症状とも高く，呂律のまわりにくさ，飲み込みにくさ，呼吸困難感は変換症（旧：転換性障害）の可能性が高いと診断されました．抗うつ薬，抗不安薬が開始され，外来フォローアップの方針となりました．薬物療法を開始しても状態は改善せず，12月中旬，自宅で体動困難となりC病院に搬送，緊急入院となり，翌日に精神科依頼となりました．入院時の体重は39kg（BMI 16.0）になっていました．

精神科診察

診察時，"せめてコロナの前の体重には戻したい．53kg（BMI 22）とか．今はやせすぎてしまったと思う"と体重を増加させることに意欲を示しており，少なくとも表面上はボディイメージのゆがみは表出されませんでした．精神的なストレスに関しては"いろいろ重なったとは思っています．ただ，夫のことは前からですし，母と妹のことも一周忌が終わって気持ちの中では少し区切りがついたと感じていたんですが……．自分としてはコロナのあと体調が全然よくならなくって，やらなきゃいけないこともできないし，それで落ち込んだ気がしています"と述べていました．食事については"集中していないとむせこんでしまうんです．首の向きを工夫するとうまく飲みこめるんですけど，食べているうちに疲れてしまうんです．時間もかかるし，心配してくれているのはわかるんですけど夫もいろいろ言うのでプレッシャーなんです"と述べていました．本人の訴えからすると，食事への不安感は嚥下障害に起因しており，嚥下障害への対処行動を考えいろいろと工夫している点は，神経性やせ症，変換症のどちらであっても典型的ではないと感じました．また，経過を詳細に聴取すると，本人の視点では心理的なストレスは解決しつつあるタイミングであり，COVID-19感染後の体調不良が出現した後から食事に対する不安感が強くなってきているという解釈である点からも精神疾患と決めつけるのは時期尚早ではないかと感じました．

少し違和感のある経過です．
何か見落としているところはないでしょうか？

CASE 4 ● 食事にプレッシャーを感じる女性

現症

身長 156 cm, 体重 39 kg, BMI 16.0

意識清明, BT 37.9℃, BP 89/51 mmHg, HR 110/min, SpO$_2$ 98%
(nasal 1L), RR 20/min

呼吸音減弱

腹部平坦, 軟, 圧痛なし

両側眼瞼下垂あり, 眼球運動正常

開鼻声なし, 構音障害なし

上肢: MMT 4 程度, 下肢: MMT5

Barre: 両側回内, 下垂なし, Mingazzini: 陰性

協調運動正常

腱反射正常

四肢触覚, 温痛覚, 位置覚, 振動覚に異常なし

主な検査結果

血液検査: WBC 12,200/μL, Hb 12.4 g/dL, Plt 187,000/μL, TP
6.0 mg/dL, Alb 3.2 mg/dL, TB 0.4 mg/dL, AST 68 IU/L, ALT 54
IU/L, GTP 62 IU/L, BUN 26.2 mg/dL, Cr 0.36 mg/dL, Na 137
mEq/L, K 3.1 mEq/L, Cl 101 mEq/L, CK 26 IU/L, CRP 0.2 mg/dL,
抗 MuSK 抗体 陽性, 抗 AchR 抗体 陰性, 抗 GM1 抗体 陰性, 抗 GQ1b
抗体 陰性

髄液: 細胞数 0/μL, 蛋白 24.3 mg/dL, IgG index 0.3 (<0.73)

頭部単純 MRI: 特記すべき異常なし

脳波: 異常なし

エドロホニウムテスト: 陰性

上部消化管内視鏡: 逆流性食道炎 Grade B

胸腹部単純 CT: 明らかな異常なし. 胸腺腫なし

その後の経過

違和感のある経過ではありましたが, 精神科診断がついている状況であ
り, 交通整理が必要だと考え精神科での入院を提案しました. ご本人は,
"子供にもかなり心配な思いをさせたと思いますし, このままでは帰れ
ないと思っています"と話し, 治療への意欲がみられました.

精神科転科後も, "やっぱりプレッシャーになって食べられません"と述
べて食事摂取量にはムラがありました. "力が入らず痰が出せない"と述

べており，咳嗽力はかなり弱く頻繁に吸引が必要な状態でした．嚥下障害の精査目的に上部消化管内視鏡検査を行いましたが，逆流性食道炎以外の所見を認めませんでした．嚥下障害，喀痰排出力低下は明らかであり，摂食障害による体重減少だけでは説明できないと考え，神経内科的な再評価を依頼することにしました．

神経内科診察では，眼瞼下垂，嚥下障害は明らかで，エドロホニウムテストは陰性であるものの，臨床経過から重症筋無力症が最も疑わしいと判断されました．呼吸状態も悪かったため，診断確定を待たずにIvIGが開始となりましたが，治療開始3日後に痰詰まりを起こし呼吸状態が急激に悪化，ICUに転棟し気管挿管，人工呼吸器管理となりました．ステロイドパルスも併用されましたが改善は乏しく，血漿交換が行われようやく改善をみました．後日抗MuSK抗体陽性が判明しました．身体状況改善後，夫への不満や家庭でのストレスについて詳しくうかがいましたが，"夫にむしろ大変な思いをさせてしまった．早く元気になっていろいろ頑張らないと，と思っています"と述べ，生活全般に前向きな様子がうかがえました．2カ月後に退院となり，その後体重は順調に46kg（BMI 18.9）まで回復し，食事摂取に対する不安も消失して情緒的にも安定したため，退院6カ月後に精神科は終診としました．

診断

抗Musk抗体陽性重症筋無力症

重症筋無力症はやや女性に多く，有病率は70〜230/100万人で比較的稀な疾患であり[3]，本症例のようにウイルス感染を契機に発症することがあります[4]．患者さんのうち約80％でAchR抗体が陽性，5〜10％でMusk抗体が陽性，数％でLrp4抗体が陽性，残った約10％では抗体陰性と報告されています[5]．抗Musk抗体陽性重症筋無力症は中年期に発症ピークがあり，圧倒的に女性に多く，球症状，呼吸筋症状が多くクリーゼを起こしやすい一方で，眼筋症状は軽く急性増悪に対し

CASE 4 ● 食事にプレッシャーを感じる女性

ては IvIG よりも血漿交換の有効性が高い，という抗 AchR 抗体陽性重症筋無力症
と異なる特徴があります[6].

症例のポイント ▷▷▷

精神科からの視点

　変換症（転換性障害から病名が変更されました）と診断する前には，身体疾患を
十分に除外する必要がある，ということは精神医学の教科書において十分すぎるく
らいに強調されています[7]．ただ，ここには"誰がどのように身体疾患を除外する
のか"という視点が抜けています．この記載だけを読むと，精神科医が身体疾患を
除外すべきというふうに読めるのですが，実際身体疾患を精神科医自身が除外して
いるケースはほとんどなく，内科医にほぼ一任していると思います．この場合，身
体疾患が十分に除外されるかどうかは，依頼された内科医の視点やモチベーション
に大きく左右されます．そして，"身体疾患の除外をお願いします"という依頼を
受けたけれど何もみつからなかった，ということが何度も繰り返されると，依頼を
受ける内科医のモチベーションはどんどん下がっていき，"精神科から身体疾患の
除外を依頼されること"≒"身体疾患は存在しない"という認知バイアスが形成さ
れてしまいます．いったんこうなってしまうと，十分な検査が行われないまま身体
疾患が見逃されてしまうことは避けられません．精神科医はこういった状況に対し
て，内科医の誤診であるというイメージを持ちがちですが，問題解決のためには，
認知バイアスが成立するに至った背景も考える必要があります．個人的には，変換
症の診断においては精神科医の診察自体が，検査前確率を高めるものである必要が
あると考えています．例えば，"この先生が身体疾患が疑われると言っているので
あれば徹底的に精査する必要がある"と思ってもらえるような関係性が構築できれ
ば素晴らしいと思います（とても難しいことではありますが）．精神科医の専門性
を考えると，精神疾患の経過や，精神疾患を想定した場合に予想される行動や反応
について熟知し，精神疾患として非典型的な点について，他科医と共通言語でコミュ
ニケーションできることが求められているのではないでしょうか．

　変換症の患者さんを前にしたとき，精神科医は患者さんの心理機制（ストレスに
対処するための無意識的な心の動き）に注目することが多いと思います．個人的な
意見ですが，心理機制に注目することは**治療上有用である一方で，診断に用いるべ**

JCOPY 498-22964　　　　35

第1章 ● 健康な心と健康な体

きではないと考えています．変換症の心理的背景について詳しく述べることは避け
ますが，心理機制は無意識下で発生しており，語られているストレス因子が直接誘
因とは限らない，と説明されています[7]．本症例でいえば，"夫との関係や家族の
死はストレスになっていないと言っているが，現在の症状は幼少時厳しくしつけら
れたことと関連している"ともいえてしまいます．全く心理的な傷を負っていない
人間はいませんので，診察医の主観によりいかようにも解釈できますし，何よりも
証明可能性がないことを対象にしていますから誰も否定することができません．こ
れは合理的に聞こえるような説明を加えているものの認知バイアスそのものであ
り，変換症を診断する際の陽性的中率に影響を与える概念だと考えないほうがよい
と思います．

　近年,変換症の診断に関しては,症候で行うほうが適切だという意見が優勢になっ
ています[7,8]．神経内科領域において，変換症は functional neurologic symptom
disorder（FND 機能性神経障害または機能性神経症状症）ともよばれており，神
経疾患としてとらえなおされてきています．診断に関しても，"徹底的な器質疾患
の除外"よりも"FND を示唆する陽性所見の存在"に力点が移ってきています[8,9]．
FND を示唆する陽性所見をとらえるための診察法は多く報告されており，Hoover
試験のように今日では一般的になったものもあります．詳しく知りたい方は成書に
あたっていただければと思います[9,10]．精神科医は神経学的所見が自分でとれるよ
うになることは必須だと思いますし，少なくとも FND の診察方法に関しては神経
内科医と同じくらいの知識を持っている必要があると思います．

　精神医学的な症候として，歴史的には"満ち足りた無関心；La belle indiffer-
ence"という言葉があります．これは，変換症の患者さんは症状が重篤であって
もあまり困った様子を見せず,無関心であることを示した言葉です．しかしながら,
これは診断的価値が乏しいことが報告されています[11]．これは，患者さんが身体
症状に対する不安を十分に抑制できる場合も，医療者に苦痛を強く訴えないため無
関心に見える場合がある，ということを示しているのかもしれません．一方で，本
症例でもみられたように**"症状に困って対処行動をとったがうまくいかなかった"**
というパターンは器質疾患であることが多い印象を持っています（あくまで臨床上
の感覚であってエビデンスはありません）．

内科からの視点

　重症筋無力症は多発性硬化症と並んで FND と誤診されやすい疾患です[6,9]．症状

も変動するため診察時に所見をとらえにくく，訴えも"疲れやすい"といった非特異的なものにとどまることもあり，鑑別にあがっても"本当にそうなのか？"という気持ちに陥りやすい疾患だと思います．"検査前確率はそんなに高くないのではないか？"と感じている時，"たぶん違うだろうけど，一応検査しておくか"という気持ちで検査オーダーを立てることがよくあると思います（抗核抗体などが代表的ではないでしょうか）．こういった場合，検査結果が陰性であればその疾患は除外されたと考えて，追加精査を行うことはないと思います．本症例では，AchR抗体が陰性であったがために余計に診断の遅れが発生してしまいました．重症筋無力症の有病率は1万人に1人と低く，AchR抗体の感度は80%程度ですから，念のための検査を行っても検査後確率にほとんど影響しません（疾患を持たない検査前確率を有病率から計算すると999,900/1,000,000 ＝ 99.99%となり，検査後確率は999,900/999,920 ＝ 99.998%になります）[3]．稀少疾患の診断は専門家の領域だと思いますが，普段の診療の中では診察所見により検査前確率を高め，"rule outよりもrule inする"ような検査計画が重要だと感じています．FNDの診断が診察上の陽性所見によってなされるように変化し，精神症状のみの脳炎の存在が指摘されるようになり，少なくとも神経内科，精神科の境界領域では症候学の大切さが見直される機運が高まりつつあるのではないかと考えています．

◆文献

1) Galmiche M, Déchelotte P, Lambert G, et al. Prevalence of eating disorders over the 2000–2018 period: a systematic literature review. Am J Clin Nutr. 2019; 109: 1402-13.

2) Joughin NA, Crisp AH, Gowers SG, et al. The clinical features of late onset anorexia nervosa. Postgrad Med J. 1991; 67: 973-7.

3) Bird SJ. Diagnosis of myasthenia gravis. 2024. UpToDate. https://www.uptodate.com/contents/diagnosis-of-myasthenia-gravis（2025/1/23 アクセス）

4) Bird SJ. Pathogenesis of myasthenia gravis. 2024. UpToDate. https://www.uptodate.com/contents/pathogenesis-of-myasthenia-gravis（2025/1/23 アクセス）

5) Gilhus NE, Romi F, Hong Y, et al. Myasthenia gravis and infectious disease. J Neurol. 2018; 265: 1251-8.

6) Rivner MH, Pasnoor M, Dimachkie MM, et al. Muscle-specific tyrosine kinase and myasthenia gravis owing to other antibodies. Neurol Clin. 2018; 36: 293-310.

7) 松下正明，総編集．臨床精神医学講座．身体表現性障害・心身症．東京：中山書店；2000.

8) 園生雅弘．精神科との境界領域について：機能性神経障害を中心に．臨床神経学．2023; 63: 135-44.

9) 下畑享良，編．機能性神経障害診療ハンドブック．東京：中外医学社；2024.

10) 上田剛士．非器質性・心因性疾患を身体診察で診断するためのエビデンス．東京：双文社；2015.

11) Stone J, Smyth R, Carson A, et al. La belle indifférence in conversion symptoms and hysteria: systematic review. Br J Psychiatry. 2006; 188: 204-9.

総論

うつ病診療における
内科向けキャッチフレーズを深掘りする

はじめに ▷▷▷

　うつ病患者は増え続けています．2013年の調査ではうつ病の時点有病率は7.9%と報告されていましたが，2020年の報告ではCOVID-19パンデミックの影響もあって17.3%と著しく増加していました[1]．そして，20年ほど前の調査になりますが，うつ病患者のうち約65%は最初に内科を受診していたと報告されています[2]．心療内科，精神科受診のハードルはだいぶ低くなってきていますが，こういった背景を考えると，内科を受診するうつ病患者の数は当面多いままであると推測されます．近年における総合診療志向の高まりに伴い，うつ病患者を診療したいという気持ちを持ってくれている内科医が増えてきている印象があり，大変ありがたいことだと思っています．こういったトレンドの中で"内科医が知っておきたいうつ病診療"といった特集をよく見かけます．この手の特集の中で，"うつ病と診断するためには身体疾患の除外が最も大切"，"身体愁訴に隠れたうつ病を疑い適切に診断することが大切"という，内科医の感覚からすると相反するような2つのメッセージが含まれています．ここではあえてこの点を深掘りしてみようと思います．

身体疾患の除外とは？ ▷▷▷

　まず"うつ病と診断するためには身体疾患の除外が最も大切"という言葉について考えてみます．この言葉の背景には，DSM-5の診断基準において記載されている通り（ 表1 のC基準），精神疾患と診断するためには原則的に"身体疾患が精神症状の原因となっていないこと"が求められているという事情があります．しかしながら，うつ病の原因となる身体疾患は多数あり，しかもその中には稀少疾患が多く含まれています 表2 ．内科医向けに精神疾患診療を解説した書籍では，冒頭にこういった鑑別リストが記載されていることが珍しくありません．ただ，"気分が落ち込みます"という主訴の患者さんに，"では，まず体の病気を除外しなくて

総論 ● うつ病診療における内科向けキャッチフレーズを深掘りする

表1 DSM-5-TR におけるうつ病の診断基準

A: 以下の症状のうち 5 つ（またはそれ以上）が同一の 2 週間に存在し，病前の機能からの変化を起こしている；これらの症状のうち少なくとも 1 つは，1. 抑うつ気分，または，2. 興味または喜びの喪失である． 　**注**：明らかに身体疾患による症状は含まない． 　1. ほとんど 1 日中，ほとんど毎日の抑うつ気分 　2. ほとんど 1 日中，ほとんど毎日の，すべて，またはほとんどすべての活動における興味，喜びの著しい減退 　3. 5%以上の体重減少，あるいは体重増加，または食欲の減退もしくは増加 　4. ほとんど毎日の不眠または睡眠過多 　5. ほとんど毎日の精神運動性の焦燥または制止 　6. ほとんど毎日の易疲労性，または気力の減退 　7. 無価値感，または過剰あるいは不適切な罪責感 　8. 思考力や集中力の減退，または決断困難 　9. 死についての反復思考，反復的な自殺念慮，自殺企図，または自殺するためのはっきりとした計画
B: 症状は臨床的に著しい苦痛または社会的・職業的・他の重要な領域における機能の障害を引き起こしている．
C: エピソードが物質や他の医学的状態による生理学的影響が原因とされない．
D: 少なくとも 1 つの抑うつエピソードは統合失調感情症でうまく説明できず，統合失調症，統合失調様症，妄想症，または「統合失調スペクトラム症及び他の精神症，他の特定される」および「統合失調スペクトラム症及び他の精神症，特定不能」に重複するものではない．
E: 躁エピソード，または軽躁エピソードが存在したことがない． 　**注**：躁様または軽躁様のエピソードのすべてが物質誘発性のものである場合，または他の医学的状態の生理学的作用に起因するものである場合は，この除外は適応されない．

〔日本精神神経学会（日本語版用語監修），高橋三郎・大野　裕（監訳）：DSM-5-TR 精神疾患の診断・統計マニュアル．p176-177，医学書院，2023 より〕

はいけませんので，採血と頭部 MRI と体幹の造影 CT を行いましょう．何も見つからなければ PET-CT をとりましょう"と言ったら，患者さんは面食らってしまうのではないでしょうか．いくら"身体疾患の除外が必要だ"と主張しても，患者さんに納得してもらうのは相当大変そうです．医療者の視点からみても，侵襲性の観点，医療経済的な観点から許容されそうにありません．

　さらに，身体疾患とうつ病の関係性も単純ではありません．① パーキンソン病や虚血性心疾患のようにうつ病が comorbidity ととらえられているもの，② post intensive care syndrome（PICS）のように重症疾患の回復過程でみられるうつ状態，③ 内分泌疾患のように抑うつ症状が部分症状であるもの，④ 髄膜炎の症例のように中枢神経への侵襲が原因だと思われるうつ状態，⑤ 多発性硬化症の症例の

JCOPY 498-22964

39

第1章 ● 健康な心と健康な体

表2 うつ状態をきたしうる身体疾患および薬剤

神経疾患	アルツハイマー型認知症 レビー小体型認知症 脳血管障害 パーキンソン病 ハンチントン舞踏病 多発性硬化症 など
内分泌疾患	甲状腺機能異常 副甲状腺機能異常 副腎皮質機能異常 下垂体機能異常 など
膠原病	全身性エリテマトーデス など
感染症	COVID-19 インフルエンザ 急性肝炎 HIV リケッチア など
腫瘍	膵がん など
薬剤性	ステロイド インターフェロン β遮断薬 レセルピン など

(古川壽亮, 神庭重信, 編. 精神科診察診断学 エビデンスからナラティブへ. 東京：医学書院；2003[4], 加藤 温. 状況別に学ぶ, 内科医・外科医のための精神疾患の診かた. 東京：中山書店；2016[5] を参考に作成)

ように診断されていない身体疾患による症状がきっかけとなった心因性のうつ状態，などさまざまなパターンがあります．①のパターンのように，**うつ病がcomorbidity としてとらえられている疾患**までも，全て"除外すべき疾患"として一つの鑑別リストに載ってしまっていることが混乱の元になっているのではないかと思います．

" 身体疾患の除外 " が強調される背景 ▷▷▷

"身体疾患の除外"がことさらに強調される背景には，精神科や心療内科を受診することに対する，患者さんの心理的なハードルが下がってきたことがあるのかもしれません．"2,3 カ月前から食欲がなくて胃が痛いです．先月くらいから体もだるくて，すぐ疲れてしまって，気力も出ないんです．ストレスのせいで少しうつっ

40

ぽくなっているのかなと思って受診しました”と言って，精神科や心療内科を初診する人にときどきお目にかかります．もちろん実際にストレスに起因するものであることも少なくないのですが，このような訴えをしている患者さんが50代の方で，数年来健康診断も受けていないとすると，うつ病かどうかの評価をする前に血液検査と内視鏡をしたほうがいいと考えるのが自然な発想だと思います．内科医からすれば，必要な検査をオーダーすればいいというシンプルな場面ですが，精神科医は鑑別診断を念頭に検査計画を立てることに慣れていません．ですので，精神科医からすると“身体疾患が除外されていない症例がきた”という否定的なイメージを持ちがちです．こういった症例が，“うつ病だと思っていたら身体疾患が隠れていた症例”を経験した時のイヤな記憶を刺激するため，余計に“身体疾患の除外が大切”という主張がなされるようになったのではなかろうかと思っています．

内科医目線でメッセージをとらえなおす ▷▷▷

では，内科医はこの“身体疾患の除外が最も大切”というメッセージをどのようにとらえて診療すればよいのでしょうか．個人的な見解ですが，身体疾患の除外を想定する場合には，膨大な鑑別リストをすべて除外することを目的とするのではなく，前述した症例のように“そもそも精査すべき対象”に適切な検査を行うことを目的とすべきだと思います．うつ病の症候は複数領域にまたがっており，そのうち食欲低下，易疲労感，不眠は身体愁訴ととれる症候です．ただ，うつ病を前提に問診をしてしまうと，どうしても精神医学的な症候ととらえてしまいがちですので，抑うつ気分や集中力低下といった精神医学的症状をいったん無視してこの3症状を中心とした内科診療をするのがよい，と筆者は考えています．

例えば，前述の症例から抑うつ症状を取り除いてみると，“2, 3カ月前から食欲がなくて胃が痛いです．先月くらいから体がだるいです”となります．この訴えであれば，黒色便の有無，体重減少の有無，発熱などの随伴症状といったところから問診を始め，患者背景や随伴症状から検査の必要度を判断するという通常の内科診療の流れになると思います．一方で，この症例で“気分が落ち込むんです”を主訴ととらえてしまうと，うつ病の問診のほうが先行してしまうかもしれません．特に，患者さんの解釈モデルが“ストレスのせいかもしれない”だったりすると，うつ病に関する問診を行っていく中で期せずして鑑別診断の早期閉鎖[注]が起こり，すべての症状がうつ病で説明可能であると思ってしまうこともあるかもしれません．

第1章 ● 健康な心と健康な体

内科診療において，"うつ病かもしれない患者さん"の問診は，**前述した3症状と随伴症状から開始**し，これらの症状について内科診療を行った後に抑うつ症状の評価をするのがよいと思います．不眠に関しては精神疾患のイメージが強いと思いますが，鑑別診断に睡眠時無呼吸症候群をあげておくことは極めて重要です．睡眠時無呼吸症候群のために不眠となり，日中に過度の眠気，全身倦怠感などが出てきて仕事がうまくいかず，抑うつ状態となるパターンも存在します（この鑑別は精神科医の仕事かもしれませんが）．この場合は原因となっている睡眠時無呼吸症候群の治療で精神的な症状が解決することもあります．

注）認知バイアスの一つ．鑑別診断を一つ思いついた段階で，他の鑑別診断をあげるのをやめてしまうこと．

臨床推論と精神科診察 ▷▷▷

身体疾患を鑑別する上では，この睡眠時無呼吸症候群の例でみられるように**症状同士の時系列**と**因果関係**に注目することが重要です．多発性硬化症の症例では，"仕事がうまくできないことで気持ちが落ち込んできた"という時系列と因果関係がみられました．実際のところ，仕事がうまくいかない原因は多発性硬化症による軽度の認知機能障害と疲労感であったわけです．内科診療であれば症状の時系列と因果関係に注目するのは普通のことです．例えば，体動困難で救急搬送されてきた患者さんでは，"どのような経過でなぜ動けなくなったのか？"を問診します．体動困難の原因が疼痛であれば，痛みが急性発症なのか慢性なのか，慢性だった場合にはどのような経過で動けなくなったのか，他の症状（筋力低下や麻痺など）が加わったことで動けなくなったのかを聞くと思います．これは，原因疾患を特定する臨床推論のプロセスにおいて必須な情報だからです．

しかしながら，精神科における診断プロセスは，内科における臨床推論と大きく異なっています．DSM-5の中では横断面における個々の症状が重視され，症状同士の関係性について注目することはありませんし，症状の成因には注目しないことになっています（この理由については ☞第2章コラム1 p.63 を参照）．内科診療において"うつ病かもしれない患者さん"を診察する際，臨床推論のプロセスを先行してから，精神科的診断プロセスに進むという手順をとることで，"身体疾患を除外する"という目的は概ね達成できると思います．

42

総論 ● うつ病診療における内科向けキャッチフレーズを深掘りする

❗ ここで述べたことはあくまで"うつ病を診断する前の思考プロセス"であり，"うつ病と診断されている患者さんに出現した新規の身体症状"のことを指していないことに注意してください（精神疾患の患者さんでも先入観を持たずに診察すべし，という一般論を強調する意図は全くありません）．

うつ病のスクリーニング ▷▷▷

　次は，"身体愁訴に隠れたうつ病を疑い診断することが大切"というメッセージについて考えてみます．

　前述の通り，うつ病患者の約65%が最初に内科を受診すると報告されています[2]．しかも，プライマリ・ケア医を受診するうつ病患者のうち，約70%において"頭痛"，"便秘"，"腰痛"などの身体症状が主訴だったと報告されています[6]．逆方向から見てみると，プライマリ・ケア[7,8]や総合病院の外来[9]において，身体症状を訴える患者さんのうち15〜25%程度にうつ病が合併していると報告されています．一方，日本における調査ではこれらの数字よりもやや低く，プライマリ・ケア外来におけるうつ病合併率は8%程度と報告されています[10]．これに関しては，プライマリ・ケア医を経ずに専門医受診ができるという日本における医療制度の影響があるのかもしれませんし，日本におけるうつ病有病率は海外と比較すると必ずしも高くないということも関連しているかもしれません[11]．ただ，プライマリ・ケア外来の受診者数を考えると身体愁訴で初診する患者の8%はかなりの人数になるでしょうから，"身体愁訴に隠れたうつ病を疑い診断することが大切である"というフレーズは妥当なものといえそうです．

うつ病スクリーニングと身体疾患除外との関係性 ▷▷▷

　では，どんな時にうつ病を積極的に疑うべきなのでしょうか．うつ病診断と関連した因子として，"5つ以上の身体愁訴"，"最近のストレス"，"健康状態がよくないと患者さんが訴えていること"，"症状の訴えが強いこと"，などの特徴が報告されています[6,9]．興味深いことに，総合内科の教科書において，"こういった特徴を持つ患者さんでも器質的異常がみつかることがあるからバイアスを持ってはいけない"と記載されるような，いかにも精神疾患を疑いたくなってしまうような特徴ばかりがあがっています．こういった特徴を持つ患者さんを日々診療している内科医

第1章 ● 健康な心と健康な体

にとって、"身体愁訴に隠れたうつ病を疑い診断することが大切"というメッセージは"専門医によるうつ病の積極診断によって身体精査を省略しうる"といわれているようにも感じられるのではないでしょうか.

内科医としての私自身のプラクティスの中で、非専門領域において自分が想起している鑑別診断や検査計画が正しいかどうか、専門医に意見を求めることがよくあります. 鑑別に際して必要十分な検査計画について専門医がアドバイスしてくれるため、余分な検査が省略できることがあります. 内科医は専門医へのコンサルトにこのようなイメージを持っているため、精神科医がうつ病と診断することにより身体愁訴がうつ病の部分症状と判断できること（すなわち身体的精査は不要であると判断してくれること）を期待していても不思議はありません. 内科医の見立てではバイアスの可能性があるけれど、精神科専門医の診察によってバイアスでないことを確認してもらえるイメージです.

ところが、精神科医へのコンサルトではこの構図が成立しないため、ミスコミュニケーションが発生します. 精神科医は"内科診療によって身体疾患が適切に除外されているはずである"というバイアス（あえてバイアスと書きます）を持っていますので（☞第3章 CASE4 p.116）、うつ病の積極診断により検査が省略できるかどうか、という視点で診察していません. 残念ながら、診療主体が精神科専門医に移行した時点で鑑別診断の早期閉鎖が完成してしまいます.

実際のところ、精神科専門医によるうつ病診断によって精査の必要性は下がるのでしょうか. 精神科専門医による診断ではありませんが、筋骨格系の疼痛を持つ患者において、疼痛の原因となる器質疾患が存在している群と存在していない群で、うつ病の有病率や重症度を比較したところ差がなかったという報告があり[12]、うつ病と診断されたからといって、身体疾患が存在しないと診断できるわけではありません. また、疼痛を訴えるうつ病患者さんのうち1/3では説明可能な病変が見つかるという報告がありますので[13]、精神症状から検査の必要性を判断するのは難しいのだと思います（少なくとも私にはできません）. 正直に言うと、うつ病だと思ったら脳転移だったり、"飲み込みが悪い"という心気的な訴えだと思っていたら食道がんだったり、穴があったら入りたくなるような見逃しの経験が私にも多数あります.

繰り返しになりますが、身体症状の精査の必要性は、抑うつ症状を取り除いた身体症状に対する内科的臨床推論で判断するほうが有用です. つまり、精神症状の存在から考えるのではなく、患者背景から検査前確率が極めて低いことや、Hoover

総論 ● うつ病診療における内科向けキャッチフレーズを深掘りする

試験のような機能性疾患を示唆する身体所見があること（☞第1章 CASE4 p.30）などから検査の必要性を考えるほうがよいと思います．前述した"5つ以上の身体愁訴"などの特徴はあくまでもうつ病の診断と関連する因子であって，**身体疾患が存在しないことと関連する因子ではないことに注意が必要です**．見逃しに対する世間の目は非常に厳しくなっており，<u>うつ病と身体疾患の合併はそれなりの割合であることを考えると，身体愁訴に対する検査の必要性とうつ病の診断は独立した事象として考えたほうが無難です</u>．

エビデンスからみるうつ病スクリーニングの意義 ▷▷▷

最後に，"身体愁訴に隠れたうつ病を疑い診断することが大切"というメッセージから，うつ病スクリーニングについて考えてみます．プライマリ・ケア外来において身体症状を訴えている患者さんにはどのようなスクリーニングが適切なのでしょうか．

近年，過剰検査や過剰治療につながりうることからスクリーニング検査の必要性について見直される機運があります．前述の通りうつ病の有病率は増え続けていると報告されていますが[1]，これにはうつ病概念の広がりによって正常な心理的反応までがうつ病と過剰診断されるようになってきたことも関連しているのではないか，といわれています[14]．うつ病の過剰診断は抗うつ薬処方件数の増加につながっており，この背景には製薬会社のマーケティング戦略も関与しています[14]．精神科臨床の中でさえうつ病の過剰診断が指摘されている状況ですから，プライマリ・ケア外来におけるうつ病スクリーニングについても批判的吟味が必要です．

スクリーニングの効果を考える上では，治療を受けなかった場合の経過と，疾患が発見されて治療された場合の経過について知っておくことが重要です．うつ病治療の待機リストやプライマリ・ケア外来でのデータを使用したメタアナリシスでは，うつ病患者のうち50%程度は無治療で1年以内に自然寛解しており，軽症例ほど寛解率が高いと報告されています[15]．

治療に関しては，内科外来で定型的な精神療法を行うことは非現実的だと思いますので，薬物療法の効果を考えてみます．うつ病全体に対する抗うつ薬の効果は確立されているものの，軽症うつ病に対する抗うつ薬の効果はプラセボとほとんど差がないことが示されています[16]．この結果から，イギリスの NICE ガイドラインでは，軽症例では"経過観察も選択できる"としており，**薬物療法については"ルー**

第 1 章 ● 健康な心と健康な体

ティンで行わないこと " を推奨しています[17]．抗うつ薬はある程度の期間内服すると，中止する際に約半数の患者さんで離脱症状が起こりますので[18]，長期にわたり内服を継続せざるを得なくなるという大きなデメリットもあります．

　これらの結果から筆者は，うつ病のスクリーニングで軽症例を多く拾い上げることはあまりメリットがなく，中等症以上のケースを拾い上げることが重要であると考えています．ちなみに，USPSTF のガイドラインはすべての患者にうつ病のスクリーニングを行うことを推奨していますが（スクリーニングのタイミングについてはエビデンス不十分のため推奨なし），根拠論文の多くが産後うつ病のスクリーニングを対象にしたものであることに注意が必要です[19]．

　スクリーニングとして有名なのは 2 質問法です　表3　[20,21]．これは，DSM-5 の診断基準に含まれているうつ病の中核症状である抑うつ気分と興味の消失について聞くもので，Yes/No の質問で 1 項目でも Yes の場合にスクリーニング陽性とすると特異度67%，感度は97%となり[20]，頻度を考慮してスコアリングした場合には3点以上で特異度85%，感度72%となります[21]．診断基準　表1　を見ていただければわかる通り，この 2 項目はうつ病診断における必須項目ですので，Yes/No で聞いたときに感度が高いのは当然のことです．それでも感度が100%でないのは，よくよく聞いていくと実は……ということがあるためではないかと思います．プライマリ・ケア外来においては，うつ病の診断が見逃された患者群と，うつ病の診断がつけられた群と長期転帰が変わらなかったという報告もありますし（この報告はいろいろな解釈がありえますので，ご興味のある方は原著にあたっていただければと思います）[22]，スコアリングのほうを用いて特異度を上げたほうがよいでしょう．実際のところ，プライマリ・ケア外来におけるうつ病診断においては，偽陰性より

表3 うつ病の 2 質問法

	全くない	数日	半分以上	ほとんど毎日
1．この 2 週間の間，気分が落ち込む，憂うつになる，または絶望的な気持ちになることがありましたか？	0 点	1 点	2 点	3 点
2．この 2 週間の間，物事に対してほとんど興味がない，または楽しめないことがありましたか？	0 点	1 点	2 点	3 点

(Arroll B, et al. BMJ. 2003; 327: 1144-6[20]，Levis B, et al. JAMA. 2020; 323: 2290-300[21] を参考に作成)

も疑陽性のほうが多いことが指摘されており[23]，過剰治療となる可能性も懸念されています．

実際の臨床場面では ▷▷▷

さて，この2質問法は非常に簡便なのですが，この質問を医療面接の中にはめこむとどうしても唐突な感じが出てしまいます．スコアリングに関しても，"気分の落ち込みが何日くらいありましたか？"という質問は，日本人にとってあまりしっくりこないように思います．患者さんの懸念が身体症状であった場合にはなおさらかもしれません．実は，身体的な主訴で受診するうつ病患者さんでは，**症状の重さ（頻度，重症度，持続期間，日常生活への影響など）がうつ病の重症度と相関している**ことが知られています[24]．比較的重たいうつ病患者を効果的にスクリーニングするためには，むしろ患者さんの主訴に関する丁寧な問診が重要な情報を与えてくれます．

筆者は"身体症状を主訴として受診した，うつ病かもしれない患者さん"を診察する際，まず主訴に関する問診を行い日常生活にどの程度影響が出ているかを評価します．訴えが強く日常生活に影響が出ているようだけれども器質疾患をあまり疑わない（問診や検査結果から可能性が低い）と判断した場合には，まず"何かストレスがあったりします？"と聞くことにしています（これは，前述したうつ病診断と関連する因子に"最近のストレス"が含まれている[6,9]ことを根拠にしています）．この答えが"特にないと思うんですけど……"とか，"まぁ，ありますけど……"という軽いニュアンスの返答であれば，"確かにストレスがない人はいないですよね"と言っていったん引き下がり，内科的精査の必要性をもう一度検討します．精査の結果，説明可能な病変が見つからない場合に2質問法によるスクリーニングに進みます．

一方で，"確かにあります……"とか，"実は……"とか，"ないと思っているんですがつらくて……"とか，急に表情が曇ったり泣き出したりと，やや深刻なニュアンスがある場合には，まず"差し支えなければどんなことがストレスなのか教えていただけますか？"とストレスの内容を聞くようにしています．ここでの質問は内科的問診ではなく，目の前の患者さんがどのような気がかりを抱えているのか，を中心に聞くことを大切にしています．友人に相談事を持ちかけられた時に話を聞くイメージに近いかもしれません．一通りストレス源について聞いた後に2質問法

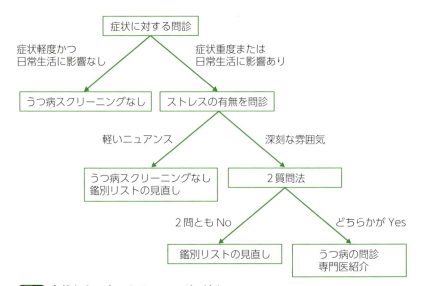

図1 自然なうつ病スクリーニングの流れ

に移ります．この流れであれば，"気持ちが落ち込むときはありますか？"と聞いても，患者さんにほとんど違和感を与えることがありません．この答えのどちらかがYesであった場合には，うつ病を念頭に問診を進めていきます　図1．

　この問診順序は，"自然な流れを大切にする"という精神科医としての面接の心得です．前段で提示してきたような，エビデンスに基づいた主張ではありません．ストレスに関する質問は患者さんの懸念事項を引き出せる簡単な質問である一方，"自分の症状を軽んじられている"と受け止められてしまうことがあります．ですので，"決めつけているわけではないですよ"というニュアンスが特に大切です．同様に，唐突に"最近，気分が落ち込んだり，憂うつになることはありますか？"と聞くことも，"精神的なものと決めつけられている"という印象を患者さんに与えかねません．

　自然な流れにこだわるのは，うつ病治療において患者さんと良好な関係性を構築することが極めて重要だからです．うつ病治療においてはプラセボ反応率が極めて高く[25]，プラセボ効果を高める努力自体が治療的でありうると考えられています[26]．良好な医師患者関係はプラセボ効果の基礎となっており[26]，信頼関係があれば身体症状への対症療法のみでうつ病への治療効果をもたらすことも期待できます．うつ病から改善したケースだけを抽出すると，プラセボで治療を受けた群と抗

総論 ● うつ病診療における内科向けキャッチフレーズを深掘りする

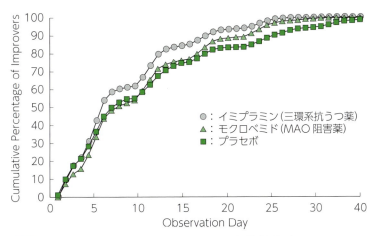

図2 抑うつ状態が改善した患者群の症状推移 (Imipramine and Moclobemide versus Placebo 2-dimensional cure model)
(Stassen HH, et al. J Clin Psychiatry. 2007; 68: 1195-205[27])

うつ薬で治療を受けた群で経時的な症状改善カーブは同じであることが知られており **図2** [27]，抗うつ薬以外の薬剤でも，改善のきっかけとなればうつ病は改善しうると考えられます．

　患者さんの主訴に関する詳しい問診と身体診察は内科診療上重要なだけでなく，前述の通りうつ病の重症度の推定にも有用です．さらには，良好な関係性の構築に役立ち，うつ病に対して治療的効果を持つ可能性すら秘めています．実際の対応におけるポイントは，"基本的な心身医学的アプローチ"として成書にまとめられていますので，興味のある方は参照してみてください[28]．

　結局のところ，うつ病診療における内科向けキャッチフレーズを紐解いていくと，最終的に"思いやりを持って内科診療を丁寧に行うことが最も大事"ということに帰結すると思います．その上で，"身体症状が改善せず，スクリーニングでうつ病が疑われる患者"を専門医に紹介すると，精神科医とのミスコミュニケーションが減り，最も患者さんの転帰を改善すると思います．

◆ 文献

1) OECD. National estimates of prevalence of depression or symptoms of depression, pre-COVID-19, 2020 and 2021. In: Health at a Glance 2021. OECD Indicators. Pavis: OECD Publishing; 2021. https://doi.org/10.1787/5e1ae405-en. (2025/1/23 アクセス)
2) 三木　治．プライマリ・ケアにおけるうつ病の実態と治療．心身医学．2002; 42: 585-91.

第 1 章 ● 健康な心と健康な体

3) American Psychiatric Association. 高橋三郎，大野　裕，監訳．DSM-5 精神疾患の分類と診断の手引き．東京：医学書院；2014.

4) 古川壽亮，神庭重信，編．精神科診察診断学 エビデンスからナラティブへ．東京：医学書院；2003.

5) 加藤　温．状況別に学ぶ，内科医・外科医のための精神疾患の診かた．東京：中山書店；2016.

6) Simon GE, VonKorff M, Piccinelli M, et al. An international study of the relation between somatic symptoms and depression. N Engl J Med. 1999; 341: 1329-35.

7) Jackson JL, Houston JS, Hanling SR, et al. Clinical predictors of mental disorders among medical outpatients. Arch Intern Med. 2001; 161: 875-9.

8) Haftgoli N, Favrat B, Verdon F, et al. Patients presenting with somatic complaints in general practice: depression, anxiety and somatoform disorders are frequent and associated with psychosocial stressors. BMC Fam Pract. 2010; 11: 67.

9) Jackson JL, O'Malley PG, Kroenke K. Clinical predictors of mental disorders among medical outpatients. Validation of the "S4" model. Psychosomatics. 1998; 39: 431-6.

10) Hoshino E, Ohde S, Rahman M, et al. Variation in somatic symptoms by patient health questionnaire-9 depression scores in a representative Japanese sample. BMC Public Health. 2018; 18: 1406.

11) Depression Rates by Country 2024. https://worldpopulationreview.com/country-rankings/depression-rates-by-country（2025/1/23 アクセス）

12) Zarean E, Azadeh A, Pirali H, et al. Association between depression, anxiety, and insomnia with musculoskeletal pain source: a multi-center study. Middle East Curr Psychiatry. 2021; 28, 5. https://doi.org/10.1186/s43045-021-00083-y（2025/1/23 アクセス）

13) Ohayon MM, Schatzberg AF. Using chronic pain to predict depressive morbidity in the general population. Arch Gen Psychiatry. 2003

14) Dowrick C, Frances A. Medicalising unhappiness: new classification of depression risks more patients being put on drug treatment from which they will not benefit. BMJ. 2013; 347:f7140.

15) Whiteford HA, Harris MG, McKeon G, et al. Estimating remission from untreated major depression: a systematic review and meta-analysis. Psychol Med. 2013; 43: 1569-85.

16) Fournier JC, DeRubeis RJ, Hollon SD, et al. Antidepressant drug effects and depression severity: a patient-level meta-analysis. JAMA. 2010; 303: 47-53.

17) Depression in adults: treatment and management NICE guideline [NG222] . https://www.nice.org.uk/guidance/ng222（2025/1/23 アクセス）

18) Davies J, Read J. A systematic review into the incidence, severity and duration of antidepressant withdrawal effects: Are guidelines evidence-based? Addict Behav. 2019; 97: 111-21.

19) Depression and suicide risk in adults: screening. https://www.uspreventiveservicestaskforce.org/uspstf/recommendation/screening-depression-suicide-risk-adults#table2（2025/1/23 アクセス）

20) Arroll B, Khin N, Kerse N. Screening for depression in primary care with two verbally asked questions: cross sectional study. BMJ. 2003; 327: 1144-6.

21) Levis B, Sun Y, He C, et al; Depression Screening Data（DEPRESSD）PHQ Collaboration. Accuracy of the PHQ-2 alone and in combination with the PHQ-9 for screening to detect major depression: systematic review and meta-analysis. JAMA. 2020; 323: 2290-300.

22) Kamphuis MH, Stegenga BT, Zuithoff NP, et al. Does recognition of depression in primary care affect outcome? The PREDICT-NL study. Fam Pract. 2012; 29: 16-23.

23) Mitchell AJ, Vaze A, Rao S. Clinical diagnosis of depression in primary care: a meta-analysis. Lancet. 2009; 374: 609-19.

24) García-Campayo J, Ayuso-Mateos JL, Caballero L,. Relationship of somatic symptoms with depression severity, quality of life, and health resources utilization in patients with major depressive disorder seeking primary health care in Spain. Prim Care Companion J Clin Psychiatry. 2008; 10: 355-62.

25) Kirsch I. Placebo effect in the treatment of depression and anxiety. Front psychiatry. 2019; 10: 407.

26) 菊地俊暁. 臨床においてプラセボ反応を最大限活かすには. 臨床精神薬理. 2023; 26: 911-6.

27) Stassen HH, Angst J, Hell D, et al. Is there a common resilience mechanism underlying antidepressant drug response? Evidence from 2848 patients. J Clin Psychiatry. 2007; 68: 1195-205.

28) 日本臨床内科医会, 日本診療内科学会「診療内科における内科学的発展プロジェクト」ワーキンググループ, 編. かかりつけ医に必要な心療内科の知識. 日本臨床内科医会. 2022.

COLUMN
3. 電気けいれん療法の歴史

　電気けいれん療法は重症うつ病や緊張病に対して最も効果的な治療であり[1]，今日の精神科治療においては欠かすことができないものです．しかしながら，その開発には複雑な歴史があることから，今日の日本でも電気けいれん療法の実施件数は地域によって大きな差がありますし[2]，世界的にも大きな地域差があります[3]．電気けいれん療法の歴史は 1930 年代にさかのぼります．当時，統合失調症患者脳におけるグリア細胞は少なく，てんかん患者脳におけるグリア細胞が多いという脳病理所見の差異と，てんかん患者が精神病症状をきたすと発作が減少することから，"統合失調症患者にけいれん発作を起こしたら症状が改善するのではないか？"という仮説が立てられました[3-5]（現代の感覚からすると相当思い切った仮説ではないでしょうか）．この仮説に基づいて，統合失調症患者にけいれん発作を起こすことを目的とした治療が研究されるようになりました．そして，当時は倫理的手続きが現在ほど厳密でなかったため，"けいれん発作を起こす治療"は実験的に臨床応用されていきました[1]．当初は中枢神経興奮薬であるカルジアゾール（カンフル剤の類似物質）という薬物を用いてけいれんを誘発していましたが，けいれん誘発が不確実であること，強い不安感が薬物により誘発されることから，より安全な電気けいれん療法にとってかわられました．けいれん誘発方法の開発において，"肛門と口に電極を差し込んで犬に通電したら心停止となった"とか，"屠殺場で，豚を大人しくさせるために頭部に通電しているのを見てそれを参考にした"といった，感情を刺激するような史実が存在することも[5]，電気けいれん療法の良くないイメージと関連しているかもしれません．1930年代以降，電気けいれん療法は精神科病院で広く行われるようになりました．当初は無麻酔で行われており，"3 人を一組として床に寝かされて次々と電気をかけた"，"懲罰的に行われることもあった"と記されています[6]．映画『カッコーの巣の上で』でも，患者の視点からは電気けいれん療法が懲罰と受け止められていたことが描写されています．1960 年代に入り，ようやく麻酔薬と筋弛緩薬が使用されるようになってきましたが，同時期に向精神薬の発見もあったため，イメージの悪かった電気けいれん療法はすたれていきました[5]．1980 年代に入り麻酔薬の進歩により安全性が改善したこと[7]，統合失調症に対する効果よりも，うつ病に対して高い効果があることが見直されたことから[7]，施行頻度は少しずつ上がっていきました．近年，電気けいれ

ん療法に対する患者さん，医師のイメージとも良くなってきていることが報告されており[3]，過去の暗いイメージは少しずつですが払拭されているのだと思います．

◆文献

1) Jaimes-Albornoz W, Ruiz de Pellon-Santamaria A, Nizama-Via A, et al. Catatonia in older adults: a systematic review. World J Psychiatry. 2022; 12: 348-67.

2) 奥村正紀，鮫島達夫，粟田主一，他．電気けいれん療法（ECT）のわが国での現況―全国実態調査の結果から総合病院精神科に求められること．総病精医．2010; 22: 105-18.

3) Gazdag G, Ungvari GS. Electroconvulsive therapy: 80 years old and still going strong. World J Psychiatry. 2019; 9: 1-6.

4) 谷口 豪，鮫島達夫．てんかん患者の精神症状に対するECT．総病精医．2016; 8: 113-20.

5) エドワード・ショーター，著，木村 定，訳．精神医学の歴史―隔離の時代から薬物治療の時代まで．東京: 青土社; 1999.

6) 浜田 晋．電気治療のこと．精神医療．1998; 15: 91-2.

7) Lava-Parmele S, Lava C, Parmele JB. The historical struggles of modified electroconvulsive therapy: how anesthesia came to the rescue. J Anesth Hist. 2021; 7: 17-25.

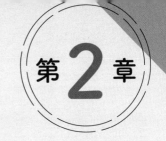

誰もがなる病気

　みなさんはいろいろな病気の経過を見ていると思いますが，これだけにはかかりたくないという病気はあるでしょうか．診療科によって疾患の見え方も違うと思いますので，かなり意見がばらけるかもしれません．個人的には，劇症型溶連菌感染症にはかかりたくないと思います．救命のためにデブリードマンの範囲が広がっていくことが珍しくなく，かといって手足をあきらめても助からない時もあり，過程のつらさは想像を絶するものがあります．

　アンケート調査による"なりたくない病気"のランキングを見てみると，一般の方でも，医療従事者でも，認知症がトップになっています[1,2]．この結果は，認知症が身近でイメージしやすい病気であることと，生活全般に大きな影響を及ぼすことが関係しているのではないかと思います．ですので，テレビや雑誌では"認知症予防には○○が効く！"という特集がしょっちゅう組まれています．ただ，認知症の最も強力なリスク因子は加齢であり，90代における認知症有病率は50％以上になります[3]．こればかりは誰にも逃れることができません．

　そんなわけで，物忘れ外来には認知症を心配している患者さんが多く来院されます（プライマリ・ケア外来でも同様の相談がたくさんあると思います）．認知機能が正常範囲であることも少なくないので，そういった方には"認知症ではないので大丈夫ですよ"と伝えて安心してもらうのも大事な仕事です．一方で，認知機能が正常範囲にとどまっていても，安心してもらうわけにはいかない場合もあります．本章では，日々の認知症診療の中に紛れ込んでくるシマウマをご紹介しようと思います．

文献
1) MS&AD インターリスク総研．認知症に関する意識調査 認知症は最もなりたくない病気．予防に関する理解が重要．https://www.irric.co.jp/topics/press/2021/0308.php（2025/1/23 アクセス）
2) 日本肥満症予防協会．「食と認知機能」についての意識調査 医療従事者の 8 割が食事による認知機能の改善を期待．http://himan.jp/news/2021/000468.html（2025/1/23 アクセス）
3) 東京都健康長寿医療センター研究所．超高齢期の認知機能〜百歳までと百歳から．https://www.tmghig.jp/research/topics/201712-539/（2025/1/23 アクセス）

CASE 1

認知機能障害から始まる幻覚妄想状態

はじめに　年をとるとちょっとした物忘れが出てくることは珍しくありません．また，性格が頑固になったり，怒りっぽくなったりということもよくあります．筆者自身も，若いころと比べて物覚えが悪くなったな，と感じることはしょっちゅうです．こういった変化は中年にさしかかると多くの人が自覚するものであり，病的なものかどうかを判断するのは必ずしも容易ではありません．しかしながら，一部の人ではこういったありふれた症状から幻覚妄想状態を呈したり，認知機能障害が急速に進行したりする場合があります．本症例は，中年期にありそうな変化が強く出て，その後急速に悪化していきました．

症例　50代，男性

既往歴　高血圧症

嗜好　アルコール：ビール3缶/日
タバコ：20本/日×30年

内服薬　アムロジピン 5mg　1× 朝食後

生活歴　高校卒業後，技術職として勤務．複数の会社を経て，40代後半で起業しました．会社経営はうまくいっていたそうです．
子供はすでに独立しており，現在は妻と二人暮らし．もともと怒りっぽい性格で，うっかりミスが多かったそうです．

現病歴　入院の半年ほど前，受注ミスをきっかけに取引先とトラブルとなることがありました．その後も同様のトラブルがあり，複数の取引先から“仕事がいいかげんだ”と言われ，取り引きがなくなってしまいました．もともと怒りっぽい性格だったのがますます怒りっぽくなり，些細なこと

CASE 1 ● 認知機能障害から始まる幻覚妄想状態

で妻に対して激高するようになりました．同時期より，銀行通帳のような大切なものをなくしたり，ものの修理がうまくできなくなりました．車の運転はもともと上手だったのですが，車庫入れの際にぶつけることが何度かありました．ただ，本人は車をぶつけたこともあまり気にしていない様子でした．家族の勧めで物忘れ外来を受診しましたが，認知機能は正常範囲内でMRIでも明らかな異常を認めず，特に問題ないと判断されました．

入院の3カ月ほど前より，コンピューター操作に手間取るようになり，うまく操作できずに作業を完了できないことが増えました．同じ頃より"パソコンにウイルスがはいっている"と述べるようになり，"ハッカーやグーグルが家の前で見張っている"と言い出しました．妻は精神科受診を勧めましたが，"おまえのせいでうまくいかないんだ"と述べて，受診を拒否しました．

入院の1カ月ほど前より，家の前に車が止まっていると"ハッカーだ"と述べるようになり，家によりつかなくなりました．

居住地から離れたところで自損事故を起こし，本人が対応できない状態であったため通行人が警察官を呼びました．到着した警察官に対して"ハッカーが狙っている"などの言動を繰り返すため，妻，警察官同伴で精神科病院を受診しました．

精神科診察

"Wi-Fiがダメなんだ．車に発信機がついていて．みんなダメになっちゃったんですよ．ハッカーのせいですよ"と述べていました．

病院内でWi-Fiが使えていることを指摘すると，"今は使えるんですけど，これ無料でしょ？　必要な情報が得られないんですよ．警察はそういうところを真剣に考えてくれないんですよ"と，とりつくろうような言動が聞かれました．呂律が回りにくく，ところどころ聞き取りにくい部分が認められました．

もともとできていた仕事ができなくなってきていることと，パソコンがうまく使えなくなったことと関連して妄想が出現していることに違和感を持ちました．また，上手だった車の運転が下手になっていることは精神疾患では説明できないと感じました．

57

第2章 ● 誰もがなる病気

> 認知機能障害, 運動機能障害の後から妄想が出現したようにみえます.
> 何が考えられるでしょうか?

身体所見　バイタルサイン: BP 160/110 mmHg, HR 100/min, SpO$_2$ 97%（室内気）, BT 35.9℃

神経学的所見: 瞳孔 2.5/2.5, 対光反射両側緩慢

眼球運動異常なし

構音障害あり, slurred speech

腱反射 PTR 両側低下, ATR 両側消失

筋力正常

協調運動正常

温痛覚正常

振動覚正常

位置覚異常あり

MMSE: 協力得られず施行不可

検査結果　血液検査: WBC 6,600/μL, Hb 14.1 g/dL, Plt 288,000/μL, TP 7.0 mg/dL, Alb 4.4 mg/dL, BUN 15.6 mg/dL, Cr 0.73 mg/dL, Na 139 mEq/L, K 4.2 mEq/L, Cl 101 mEq/L, T-Bil 0.9 mg/dL, AST 25 IU/L, ALT 21 IU/L, LDH 276 IU/L, CK 503 IU/L, CRP 0.8 mg/dL, 血糖 89 mg/dL, HbA1c 5.2%, T4 1.49 ng/dL, TSH 1.241 μIU/mL, RPR 陽性, TPHA 陽性

髄液検査: 細胞数 53/μL（単球 52, 多核球 1）, 蛋白 79.9 mg/dL, 糖 50 mg/dL, 髄液 RPR 17.7 倍, 髄液 TPHA 315.8 倍

MRI: 特記すべき異常なし

入院後経過　入院時の採血で RPR, TPHA が陽性でした. 神経梅毒を疑い髄液検査を行ったところ, 髄液でも RPR,TPHA の上昇を認めたため, ペニシリン 1,200 万単位 / 日の点滴治療を開始しました. 治療開始後も本人は些細なことで怒り, 点滴中であることも忘れてしまい自己抜針することも多

く，身体拘束を余儀なくされました．入院直後はスタッフに対する暴言や暴力行為も頻繁にみられましたが，向精神薬投与により徐々に落ち着きました．3カ月後の認知機能はMMSE 28/30まで回復したものの，注意機能障害は持続していました．"事故はハッカーが原因"といった妄想的な訴えは持続し，おやつなどの身の回りの要求以外はほとんどしない状態が続いていたため，自宅への退院は困難と判断され，施設へ退院となりました．

神経梅毒

　歴史的には，脳を病変の首座とする神経梅毒は進行麻痺，脊髄を病変の首座とする神経梅毒は脊髄癆とよばれていました．古い教科書の中では，進行麻痺は，認知機能障害と神経障害が急速に進行し，人格崩壊を呈する疾患として記載されており，未治療であれば数年のうちに死に至る疾患でした[1]．典型的な進行麻痺は梅毒感染から10～25年程度経過してから発症することが多いといわれており，症候としてはアーガイル・ロバートソン瞳孔が有名です．脊髄では主に後根と脊髄後索を侵し，電撃痛，深部覚障害による失調，腱反射の低下といった症状がみられます[2]．典型的な神経梅毒以外にも，髄膜炎，辺縁系脳炎，脳血管障害，けいれん発作などの形をとり，さまざまな症状を引き起こします[2]．梅毒は症状が多彩で他の疾患に間違えられやすいことからgreat imitatorとよばれていますが，神経梅毒も同様にgreat imitatorといえるでしょう．

　昔の精神科病院ではありふれた疾患でしたが，抗菌薬治療が一般的となった現在ではほとんど目にすることがなくなっています．ただ，近年梅毒の流行が広がっており[3]，将来的には発症率が上昇する可能性もありますので，急激に進行する認知機能障害をみた際には鑑別にあげておく必要があります．

第2章 ● 誰もがなる病気

症例のポイント ▷▷▷

精神科からの視点

　昔の教科書には，神経梅毒の症状は，"認知機能障害を主軸として，人格変化が起こる"と記載されています．人格変化は，"周囲に無関心，倫理観や道徳観の鈍麻，反省心を失い自制力が乏しくなる"ような変化が一般的であると書かれています[1]．この人格変化は前頭側頭型認知症（frontotemporal dementia: FTD）でみられる変化に似ており[4]，実際 FTD と誤診されたケースは複数報告されています[5,6]．認知機能障害やこういった人格変化が出現した後，"妄想的な発言や躁状態がみられるようになる"と記載されており，本症例は神経梅毒の経過として典型的であるといえます[1]．

　しかしながら，神経梅毒が稀な疾患になったため，典型的な経過を自分で経験したことのある精神科医はほとんどいません．さらに，DSM や ICD といった現在の精神科診断システムは"症状の有無"と"症状の持続期間"のみに着目していますので，どうしても症状の時系列（症状出現の順番や進行速度）に注目しなくなりがちです．

　本症例の横断面のみに注目した場合，性格変化，軽度の認知機能障害，妄想といった症状が並ぶため，どうしても認知症の初期，超遅発性統合失調症様精神病，妄想症といった，精神疾患の中での鑑別が先に頭に浮かんできてしまうと思います．一方で，縦断的に考えると**急速に認知機能が悪化し，その後に妄想が出現**する経過は，どの精神疾患に当てはめてみても非典型的です．このような場合は精神疾患の枠組みで考えるのではなく，**精神症状の原因疾患を鑑別する（つまり，まず精神疾患ではない可能性から考える）**方向に舵を切ることが重要です．

　この際，精神科臨床では器質疾患を鑑別するという言葉がよく使われますが，**この言葉は使わないことをお勧めします**．"器質疾患を鑑別する"といった話題が出た時に"どうやって鑑別するのですか？"と聞くと，多くの場合 "MRI，脳波などを行って経過観察します"という返事が返ってきます．本症例でそういった方法をとると神経梅毒を診断することができませんし，内分泌疾患，自己免疫疾患，代謝性疾患など多くの疾患を見逃す可能性があります．"器質疾患を鑑別する"のであれば，原因疾患のリストを頭に浮かべ，診断のために必要な検査を行わなくてはなりません．そのためには，**精神科の診断体系からいったん完全に離れて，内科的な**

60　JCOPY 498-22964

臨床推論の考え方に切り替える必要があります.

　精神科の診断体系の中では，症状の原因が何なのかという考察はなされず ☞第1章コラム1 p.13．症状の組み合わせがどの疾患カテゴリーに近いかという視点で診断されます．そして，精神科臨床における MRI，脳波といった検査は，責任病変を見つけるという視点よりも，検査所見が精神疾患として矛盾しないことを確認するという意味合いで行われることがほとんどです．一方で，内科的な臨床推論は症状の原因を考えていくプロセスですので，両者の視点は根本的に異なっています ☞第4章総論 p.142．"器質疾患を鑑別する"というと，どうしても精神科の診断体系の中でというニュアンスが残ってしまいますので，診断体系の変更を明確にするためにも"内科的精査を行う"と言ったほうがよいと思います.

物忘れ外来からの視点

　物忘れ外来の視点ですと，認知症か否かの評価が最初に頭に浮かぶと思います．若年ですし MMSE だけでなく WAIS，WMS，WCST などの認知機能検査を詳しく行い，画像検査として MRI，SPECT を行うなど，**現在の状態像を評価すること**にかなりの力点が置かれると思います．確かに，認知機能障害がごくごく軽度である場合，精神疾患との鑑別が問題になりやすいため，詳細な認知機能検査を行うのは重要なことだと思います．ただ，精神疾患との鑑別が中心となってしまうと，前述のとおり原因疾患の精査が棚上げされてしまい，treatable dementia の鑑別がおろそかとなってしまうことがあります（実際，頭部画像や認知機能検査が詳細に行われていたにもかかわらず，梅毒の検査が行われておらず，進行してしまった神経梅毒の患者さんをみたことがあります）.

　しかしながら若年の患者さんでは本症例のように，可逆性の高い疾患が原因となっていることも珍しくありません ☞第2章総論 p.73．こと神経梅毒に関して言えば，早期であれば認知機能の完全回復が望める一方で，治療が遅れるにつれて後遺症の程度が重たくなりますので早期診断が極めて重要です[7]．特に，神経梅毒の潜伏期を考えると中年期〜初老期に発症することが多く，物忘れ外来を受診することが少なくないと考えられます．客観的には軽微な認知機能障害であっても，もともとの認知機能よりも明らかに低下していて，日常生活に影響を与えている場合には，詳細な認知機能評価だけでなく，徹底的な原因精査も並行して行うべきだと思います.

第2章 ● 誰もがなる病気

◆文献
1) 懸田克躬．現代精神医学体系 13A．器質精神病Ⅰ．東京：中山書店；1975.
2) Marra CM. Neurosyphilis. 2024. UpToDate. https://www.uptodate.com/contents/neurosyphilis（2025/1/23 アクセス）
3) 国立感染症研究所．感染症発生動向調査で届け出られた梅毒の概要．https://www.niid.go.jp/niid/images/epi/syphilis/2023q2/syphilis2023q2.pdf（2025/1/23 アクセス）
4) Ropper AH. Neurosyphilis. N Engl J Med. 2019; 381: 1358-63. Erratum in: N Engl J Med. 2019; 381: 1789. Erratum in: N Engl J Med. 2023; 389: 1828.
5) Caroppo P, Villa C, Del Sole A, et al. Neurosyphilis mimicking behavioral variant of fronto-temporal dementia in a 59-year-old man. Cogn Behav Neurol. 2022; 35: 140-6.
6) Funayama M, Kuramochi S, Kudo S. Neurosyphilis initially misdiagnosed as behavioral variant frontotemporal dementia: life-changing differential diagnosis. J Alzheimers Dis Rep. 2023; 7: 1077-83.
7) Hooshmand H, Escobar MR, Kopf SW. Neurosyphilis. A study of 241 patients. JAMA. 1972; 219: 726-9.

COLUMN
1. DSM の歴史

　現在の精神科医療における診断には，DSM-5 に代表される操作的診断基準が用いられています．本文中にも書きましたが，この DSM-5 では "症状の有無" のみに注目しており，"症状の原因" については考慮しないことになっています．また，横断面の状態像に注目しており，症状の経時的な変化については考慮されていません．DSM にはこれらの特徴があるため，"チェックリストでしか患者を診なくなる" と批判されてきました．しかしながら，現在の形になったのには実は歴史的な理由があるのです．

　第一次世界大戦後，従軍した兵士に精神的な不調が多くみられたことから，第二次世界大戦中のアメリカでは軍隊入隊時に精神医学的評価が行われるようになりました．精神的に不健康であると判断された人は不合格となるのですが，不合格と判断される割合が州によって大幅に異なっていました．この原因を調査したところ，入隊希望者を精神疾患だと判断する方法が，医師によって大きく異なっているということがわかりました[1]．当然のことながら，軍の立場からすると基準が州によって異なるのは好ましくないため，一貫性のある診断リストが求められ，その結果として作成されたのが DSM-I なのです．

　DSM-I が完成したのは 1952 年ですが，当時のアメリカでは精神分析が隆盛を誇っていました．当時の精神分析家の大半は，すべての精神疾患の原因は心理的葛藤にあると考えており，DSM-I にはその思想が色濃く反映されていました．例えば，現代の統合失調症は "精神病性反応" という病名で記載されており，"精神病性反応は，その人が内外のストレスに懸命に適応しようとして，重い情緒障害，深刻な自閉，現実からの引きこもり，妄想または幻覚の形成を用いることだと定義できる" と説明されていました[1]．要するに，幻覚や妄想は大きなストレスに対して適応するための心理的な反応であると解釈されていたわけです．ここに "内外のストレス" と書かれている通り，心理的葛藤は，会社での人間関係，金銭的な問題といった外的なストレスだけを指す言葉ではありません．ヒステリーは性的衝動の無意識下での抑圧が原因で起こる，というフロイトの説明は有名だと思いますが，このように当時の精神分析では現実のストレスよりも無意識下での心理的葛藤（内的ストレス）が重要視されていました．当時のアメリカでは精神科的症候学は非常に軽視されており，"個別の症状

（幻覚や妄想）に注目すると大切なものを見逃す，隠れている心理的な動きを見るほうが重要だ"という考え方が優勢だったのです．ただ，"隠れている心理的な動き"についての説明は，精神分析の学派ごとでも大きく異なっており，医師のとらえ方も十人十色という状況でした．

　それでも当時のアメリカで精神分析は大きな社会的影響を持っていたのですが，ローゼンハン実験によって精神医学全体への信頼が失墜します[2]．この実験では，8人の精神疾患を持っていない人が，"うつろだ"，"からっぽだ"というつぶやき声が聞こえてくる，と訴えて精神科病院を受診したところ，8人全員が入院となり，平均入院期間19日の間に仮病と見破られることはなかった，というものです．この実験には精神医学会から多くの反論が寄せられましたが，客観的検査で詐病や機能性疾患を区別できる他科との差異が明確化されたことで，精神医学の信頼性は大きく揺らぎました．さらに，米国と英国の精神科医が同じ患者の診察ビデオテープ記録を用いて診断をつけたところ，まったく診断が一致しなかったという同時期の報告も追い打ちとなりました[1]．

　こういった背景から，DSM-Ⅲの編集委員長であったロバート・スピッツァーは，診断基準から精神分析的理論を排除する方針を提案しました．5年間続いた激論の末，1980年に出版されたDSM-Ⅲにおいて精神分析的な診断記述は排除され，"症状の有無で診断を決定する"という現在の形の基礎ができあがりました．この時点で，今まで重視されていた，"症状の原因"としての心理的葛藤に関する記述はDSMから排除されたのです．要するに，DSMで症状の原因を問わないことになっているのは，精神分析的理論を排除した結果であって，内科的な臨床推論とは全く無関係な話なのです．

　DSM-Ⅲの完成から50年がたち，現在はDSM-5が使用されています．脳科学の進歩は著しいですが，現在も妄想や幻聴といった精神症状の成因はわかっていません．症状の有無による精神疾患の診断は当面続いていきそうです．

◆文献
1)　Jeffrey. A. Liebermann, 著，宮本聖也，訳．シュリンクス．東京: 金剛出版; 2018.
2)　Kendell RE, Cooper JE, Gourlay AJ, et al. Diagnostic criteria of American and British psychiatrists. Arch Gen Psychiatry. 1971; 25: 123-30.

CASE 2 ● 急速に進む認知機能障害

CASE 2

急速に進む認知機能障害

はじめに　高齢化に伴い認知症は極めて一般的な疾患となっており，全ての診療科で認知症を合併した患者さんを診療していると思います．認知症は通常年単位で緩やかに進行していく疾患ですが，入院すると環境変化やせん妄の合併などにより認知機能障害が急に悪化することが珍しくありません[1]．入院以外にも，感染症，脱水などが重なると同様のことが起こります．こういった場合には，元の環境に戻ることや，体調が改善することで，概ね元の認知機能に戻る患者さんが多いです．ただ，こういった一時的な変化とは異なり，急激に認知機能障害が悪化していく患者さんもいます．本症例は突然物忘れが出現し，急速に悪化していきました．

症例　60代，男性

既往歴　急性心筋梗塞（50代）

嗜好　アルコール：50代で禁酒
タバコ：50代で禁煙，20本×30年の喫煙歴

内服薬　バイアスピリン 100mg　1×　朝食後
ランソプラゾール 15mg　1×　朝食後
ロスバスタチン 2.5mg　1×　朝食後
テルミサルタン 20mg　1×　朝食後

生活歴　大学卒業後複数の会社で勤務．40代で起業し会社経営をしていました．60歳前に心筋梗塞になり，それをきっかけに会社を譲り，喫煙，飲酒もやめました．現在は相談役として勤務しており，余暇を楽しむ生活をしています．子供はすでに独立しており，妻と二人暮らし．

現病歴　本エピソードの前には，物忘れは全くありませんでした．

65

第2章 ● 誰もがなる病気

入院10日前，同じニュースに毎回新鮮に反応し，奥さんは"何か変だな"と思ったそうです．

入院7日前，"何をしていたのか覚えていない．買った覚えのないものがバッグに入っている"と言っていました．

入院5日前，自宅の近くで"どこにいるのかわからない"と述べるようになり，近医を受診．"ドアの向こうは中国だ"と言っていたそうです．頭部CTは異常なく，MRIを予約しましたが，安静が保持できず結局撮影できませんでした．

入院3日前，家の中にもかかわらず"そこで子供が遊んでいる"といった幻視を思わせる言動，"自分は死んでいる"などの意味不明な発言が聞かれるようになりました．さらに，全裸になったり，大声を出して興奮するようになりました．

入院日，自宅で全裸になり，体を硬直して動かなくなったり，突然大声を出したりするため家族が救急要請しました．近医救急外来に搬送され，頭部CTで異常を認めず，認知症と診断されA精神科病院に紹介，入院となりました．

**精神科
診察**

"自分は死んだ，もうおしまいだ"と大声を出して動き回り，意思疎通は困難でした．見当識障害を認め，せん妄，認知症状態と診断されました．興奮著しく，身体拘束のもとハロペリドールの投与が行われましたが，興奮はおさまりませんでした．

入院7日後，大声が減り，呼びかけへの反応が乏しくなり，38度台の発熱が出現しました．悪性症候群が疑われハロペリドールが中止となりましたが，徐々に疼痛刺激にも反応が乏しくなりました．このため，入院10日目に当院転院となりました．来院時にはうなり声をあげるだけで疎通はとれませんでした．合目的な動きはみられず，時折四肢を動かす様子がみられました．急性発症，かつ日単位で認知機能悪化を認めており，認知症の経過としては典型的ではないと考えました．

> **通常の認知症とは異なりそうです．**
> **どのように鑑別を進めていくべきでしょうか**

CASE 2 ● 急速に進む認知機能障害

所見
E4V2M4, BT 37.5℃, BP 148/72 mmHg, HR 98/min, SpO₂ 98%
（室内気）, RR 22/min

四肢の自発運動はあるが, 合目的な動きはできない

四肢にミオクローヌス様の不随意運動あり

瞳孔 3/3, 対光反射正常, 追視不可能

腱反射正常

項部硬直なし

検査結果
血液検査: WBC 8,710/μL, Hb 13.6 g/dL, Plt 242,000/μL, TP 6.0
mg/dL, Alb 2.59 mg/dL, BUN 15.1 mg/dL, Cr 0.63 mg/dL, Na
131 mEq/L, K 3.8 mEq/L, Cl 99 mEq/L, T-Bil 0.4 mg/dL, AST 34
IU/L, ALT 28 IU/L, LDH 186 IU/L, CRP 3.7 mg/dL, 抗核抗体 40 倍,
SIL2-R 266 IU/mL (157 ～ 474)

P-ANCA 陰性, C-ANCA 陰性

ProGRP 28.4 pg/mL (<81), NSE 8.7 ng/mL (<16.3), CEA 1.7
ng/mL (<5.0), CYFRA 0.6 ng/mL (<2.2)

体幹 CT: 左上葉に棍棒状の陰影あり

組織所見: 小型で濃染する異型核を持つ細胞が集合してみられる. N/C
比が高く, small cell carcinoma を支持する所見

頭部 MRI: 異常なし

髄液検査: 細胞数 28/μL（単球 27, 多核球 1）, 蛋白 20.3 mg/dL, 糖
108 mg/dL

EEG: 全般性のθ～δ波が不規則に出現する基本波. 突発波は認められ
ない

転院後 経過
全経過から何らかの脳炎, 脳症を疑い精査を行う方針としました. MRI
は異常を認めませんでしたが, EEG では全般性の徐波を認め, 髄液検査
でも細胞数上昇を認めたため, 入院 3 日目からステロイドパルス療法を
行うことにしました. 治療後少し発語が聞かれるようになり, 若干意識
状態が改善したものの疎通はとれない状態でした. また, 足を大きく振
り上げる動作を反復し, 顔面にはジスキネジアも見られるようになりま
した.

悪性腫瘍検索のため体幹 CT を撮影したところ，左上葉に棍棒状の陰影を認めました．入院 10 日目，精査目的に気管支鏡を行ったところ，小細胞がんを示唆する所見が認められました．ステロイドパルス療法への反応が不十分であったことから，追加治療の選択について検討しました．傍腫瘍症候群を起こす頻度が高く，治療反応性の高いがん腫であることから，化学療法の適応について議論が行われました．この時点で PS4 の状態かつ安静が保てない状況でしたが，傍腫瘍性自己免疫性脳炎であれば化学療法によって意識状態や認知機能が改善する可能性もあるため，化学療法を行う方針としました．疎通が取れない状態のままで，四肢の激しい運動も続いていたため，化学療法中は看護師による見守りを要しました．

化学療法施行 1 週間後より会話可能となり，2 コース終了後に独歩退院となりました．ご本人に後日お話を伺ったところ，精神科病院入院中のことは全く覚えていないとのことでした．後日，NMDA 受容体抗体が陽性と判明しました．

NMDA 受容体抗体脳炎（肺小細胞がんによる腫瘍随伴症候群）

　NMDA 受容体抗体脳炎は，若い女性に起こることが多く，急性に起こる幻覚，妄想，緊張病状態といった精神症状，口唇周囲のジスキネジア，四肢の舞踏運動といった不随意運動，血圧や脈拍の変動，発熱といった自律神経症状，低換気といった症状がみられます．この疾患は腫瘍性病変を合併することが多く，女性では特に卵巣奇形腫の合併が多いことが有名です．男性における腫瘍の合併率は女性ほど高くありませんが，精巣胚細胞腫瘍，悪性リンパ腫，肺小細胞がんなどの合併が報告されており，高齢者の症例報告もあります[2]．

CASE 2 ● 急速に進む認知機能障害

症例のポイント ▷▷▷

精神科からの視点

　精神科医からすると，本症例のようなケースが精神科病院に入院となると"不十分な精査のために見逃された"，"適当にあしらわれた"，という気持ちになることがあるかもしれません．ですが，私自身はこういった症例が精神科病院にいったん入院になるのはやむをえないと思っています．急速に認知機能障害が進んで精神症状を呈する症例では，認知症専門外来の予約を待っている余裕がありません．多くの場合救急外来を受診することになりますが，通常の検査を行うこと自体かなりの困難を伴います．専門医でなければ"ただの認知症かもしれない患者"を鎮静してまで精密検査を行ったり，強制的に入院させる根拠は持てないと思います ☞第4章総論 p.142．しかも，病棟構造上，こういった患者さんの入院管理を一般病棟で行うのは極めて困難です．

　本症例のように，急速に進行する認知機能障害がみられる患者さんでは，精神科病院に入院したあと，ただちに認知症の原因精査が行われるべきです．ただ，一度認知症とラベリングされてしまい精神科病院に入院となってしまうと，診断の見直しに時間がかかることは稀ではありません．現代では高齢者のみの世帯や独居している高齢者も多く，客観的情報が十分に得られないことも少なくありません．この場合には，"急速に進行したように見えたが，実は誰も認知症の進行に気づいていなかっただけだった"というパターンをしばしば経験します．さらに，「はじめに」に記載したとおり，せん妄が重なった時にも急速に進んだようにみえます．例えば，レビー小体型認知症では覚醒度の変動がみられるため，せん妄の合併により急激に進行したようにみえることがしばしばあります[3,4]．このような事情があるため，精神科臨床では"経過を見ながら診断を確定していく"という戦略がよくとられます．たしかに，時間とともに情報量も増え，臨床像が明確になって診断につながることも少なくありません．ただ，常に経過観察と環境調整のみを行っていると，本症例のように原因疾患が存在している場合には治療のタイミングを逃してしまうことになります．進行の早い認知症，少なくとも日〜週単位で進行する認知症や，意識障害が疑われるケースに関しては，前医での診断と関係なく積極的精査を行うべきです ☞第2章総論 p.73．

第2章 ● 誰もがなる病気

内科からの視点

　進行の早い認知症は**急速進行性認知症**とよばれ，通常の認知症とは別の疾患概念
として取り扱われています[3,4]．定義はまちまちですが，週〜月単位で進行するも
のを指すことが一般的で，通常の認知症と異なり多くの疾患を鑑別する必要があり
ます ☞第2章総論 p.73．この急速進行性認知症は，精神疾患ミミックの代表的な
表現型の一つです．今まで普通に生活できていた人が急激に悪化していくので，精
神症状も激しいものになることが少なくありません．激しい精神症状が出ている患
者さんをみると腰が引けてしまうかもしれませんが，この場合の精神症状はあくま
で原因疾患によって起こっている二次的なものです．診断には MRI，脳波，髄液検
査などが最低限必要で，悪性腫瘍が疑われる場合には生検など侵襲的な検査を要す
ることもあります．精神症状が強い場合，検査を安全に行うためには適切な深さの
鎮静が必要となります．精神科医は普段から呼吸を残す鎮静に慣れていますので，
協力できるとよいと思います．私は精神科病院で働いていますが，病棟構造上精神
科病棟のほうが管理しやすいと感じる場面もありますし，精神科病院では十分な精
査ができないと感じる場面もあります．適切な入院環境は患者さんごとに異なると
思いますので，内科医と精神科医とで建設的な協議ができるといいと思います．

◆文献

1) Nitchingham A, Caplan GA. Current challenges in the recognition and management of delir-
   ium superimposed on dementia. Neuropsychiatr Dis Treat. 2021; 17: 1341-52.
2) Dalmau J, Rosenfeld MR. Autoimmune (including paraneoplastic) encephalitis: Clinical
   features and diagnosis.2024. UpToDate. https://www.uptodate.com/contents/autoim-
   mune-including-paraneoplastic-encephalitis-clinical-features-and-diagnosis（2025/1/23
   アクセス）
3) Hermann P, Zerr I. Rapidly progressive dementias - aetiologies, diagnosis and management.
   Nat Rev Neurol. 2022; 18: 363-76.
4) Day GS. Rapidly progressive dementia. Continuum (Minneap Minn). 2022; 28: 901-36.

COLUMN
2. 現実的な問題

　精神疾患を持つ患者さんの身体疾患治療においては，"精神科がみるべき"，"内科がみるべき"という"べき論"がよく出てきます．しかしながら，"どちらがみるべきか"というのは視点や立場によって変わるものですから，両者の意見はしばしば対立します．両者が"べき論"に固執した場合，何らかの強制力を働かせない限り結論はでません．しかし，強制力が働くとどうしてもわだかまりが残ってしまい，協力体制を作ることが難しくなってしまいます．"べき論"にこだわることで一番不利益をこうむるのは患者さんです．決して簡単なことではないとわかっていますが，協力体制を作っていくためには相手側の事情を理解しようとする姿勢が必要不可欠です．

　まず，内科側には，年々厳しくなってきている急性期病床基準を満たすために，在院日数を極力減らさなくてはいけないという事情があります．実際問題として，ケースワークが必要な患者を長期入院させることはできなくなっており，長期入院になりそうな患者さんは早期に転院調整が始まります．また，医療処置が不要な患者さんが多いと，看護必要度基準を満たせなくなります．精神疾患の患者さんは医療処置が不要となっても早期退院できず，ケースワークに時間がかかることが少なくなくありません．残念ながら，そういった患者さんを急性期病棟に入院させておくことはできなくなっているのです．さらに，令和6年度の診療報酬改定で，一般病床では原則的に身体拘束を行ってはならない，という指針が打ち出されました[1]．もちろんこれ自体はとてもよいことなのですが，一般病床における精神疾患患者さんの受け入れハードルはさらに上がってしまうかもしれません．

　一方で精神科側には，施設によって診療機能が大きく異なるという事情があります．総合病院の精神科病棟では一般病棟とほとんど同じ構造であるため，著しい不穏状態の患者さんを入院させるのが難しい場合があります．一方で，単科精神科病院では，採血が外注で結果が出るまで数日かかったり，X線も当日撮れないところがあったりします．常勤内科医がいない病院も少なくありません．ですので，採血や画像のフォローも難しいのが実態です．そんなわけで，実は総合病院の精神科病棟と単科精神科病院の間にも，"どちらがみるべきか"問題があったりします．また，精神科病床は精神保健福祉法に基づいて運営されており，本人が入院に同意していない場合には法律上の規定を満たさない限り入院させることができません．精神科に対して否定的な

第2章 ● 誰もがなる病気

イメージを持っている患者さん，ご家族も少なくないため，精神科入院後に"なんで
こんなところに入院しなきゃいけないんだ"とおっしゃってすぐに帰ってしまうこと
もあります．精神科転科時に，家族状況や，家族，本人への説明などをこと細かに聞
かれるのはこういった事情があります．

　内科，精神科のどちらが受け入れるにしても，現実的な問題を乗り越えるための努
力が必要になることが多いため，感謝しあえる関係性が作っていけるといいなと思っ
ています．

◆文献

1) 厚生労働省保険局医療課．令和6年度診療報酬改定【全体概要版】. https://www.mhlw.
go.jp/content/12400000/001251533.pdf （2025/1/8 アクセス）

総論

認知症になるのに理由は必要かい？

高齢化社会における認知症診療 ▷▷▷

　2020年の統計において，日本における65歳以上の高齢者が総人口に占める割合は28.7％まで増加しており，世界最高となっています[1]．80歳以上の割合は9.2％であり，これは2030年には13％まで増加すると推計されています[1]．一方，入院患者においては74.6％が65歳以上で，41.6％が80歳以上です[2]．自分の実感としても確かに，病院の中では60代は"若い！"というイメージです．認知症の有病率は年齢が上がるごとに上昇していき，80代では20〜40％，90代では60〜80％となります 図1 [3]．このような高度高齢化社会において認知症はcommon diseaseであり，高齢者が大半である病院において認知症診療を避けて通ることはできません．内科臨床の中で，まだ診断されていないけれど明らかに認知症だと思われる患者さんに出会うことも珍しくないと思います．初期研修医の頃，長谷川式

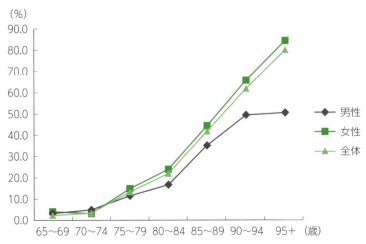

図1　年代別認知症有病率
（首相官邸ホームページ．認知症年齢別有病率の推移等について[3]）

第2章 ● 誰もがなる病気

や MMSE をとるように上級医から指示された経験がある方は多いと思います．その一方で，初期研修医の頃に認知症の原因疾患を精査したことがある方はあまりいないのではないでしょうか．

認知症の原因診断はあまり重要視されていない？ ▷▷▷

認知症は "認知機能が後天的に低下し，日常生活に支障をきたしている" という状態像を示す言葉であって，疾患名ではありません．ですので，本来は原因疾患の鑑別を行うべきなのですが，実臨床ではあまり行われていないと思います．これにはいくつかの理由があります．

まず，高齢化に伴い認知症の中に占めるアルツハイマー型認知症割合が大きくなっていることがあげられます．1980年代の調査において，認知症の原因として最も多いものは脳血管性認知症だったのですが，2002年の調査では約65%がアルツハイマー型認知症，約20%が脳血管性認知症と報告されています[4]．高齢化がさらに進んだ今日では，おそらく認知症のかなりの部分がアルツハイマー型認知症であると考えられますので，高血圧≒本態性高血圧のように，認知症≒アルツハイマー型認知症となってもやむを得ないと思います．

次に，認知症の鑑別が治療選択に与える影響はそれほど大きくないことがあげられます（筆者はレカネマブについても同様だと考えています）．もちろんアルツハイマー型認知症とレビー小体型認知症で治療は異なりますが，疾患特異的治療の違いではなく，対症療法的治療に関するコツの違いなのです．この状況は，高血圧診療において，手術適応となる可能性もある原発性アルドステロン症を鑑別するのとは，だいぶ意味合いが異なります．このような背景があるため，認知症の鑑別が重要視されないのはある意味当然かもしれません．

認知症とわかったあと，何をすればよい？ ▷▷▷

一方で，小細胞がんの症例のように，認知症として非典型的な経過であるにもかかわらず，頭部画像検査のみで "認知症" と診断されてしまうケースにときどき出あうことがあります．これは，前述のとおり認知症かどうかを評価した時点で診療が終了したと考える癖がついてしまっているからではないかと思います．認知症を診断するにあたって treatable dementia の除外が必要である，ということはイヤー

総論 ● 認知症になるのに理由は必要かい？

ノートにも書いてありますが，非専門医で treatable dementia の患者さんを診療したことがある方はそれほど多くないのではないでしょうか．認知症全体のうち treatable dementia の割合は低く，しかも多様な疾患が原因となります．これだけ有病率が高く，原因としてアルツハイマー型が大半を占める認知症を診療する際に，全例を精査するのはあまりにも非効率的かつ非現実的です．

認知症の診療ガイドラインを見てみても"各種検査を必要に応じて行う"と書かれており[5]，誰に対してどのような疾患を念頭に精査を行うべきかはっきり述べていません．同じく極めて有病率の高い疾患である高血圧において，診療ガイドラインが原発性アルドステロン症の精査を行うべき症例を提案してくれている[6]のと比べると少々不親切な感じがします．

ただ，認知症診療においては"○○という特徴がある患者さんでは××を調べましょう"という形でまとめるのはとても難しいです．認知症の経過は生活環境などの社会的要因に大きな影響を受けるため，臨床経過と原因疾患がリンクするとは限りません．しかも，treatable dementia の原因疾患は多岐にわたっており，珍しい疾患を多く含むため，過不足ないスクリーニング検査の提案は容易ではありません．この問題について，ここでは"認知症の原因（あるいは悪化要因）としてルーティンで評価したほうがよい項目"と，"徹底的に精査すべき症例の特徴"の2つに分けて考えてみたいと思います．

ルーティンにチェックすべきこと ▷▷▷

まず，認知症の原因（あるいは悪化要因）としてルーティンで評価したほうがよい項目についてです．これは"reversible dementia"の特徴として 表1 のようにまとめられています[7]．最近は treatable dementia という言葉よりも，この reversible dementia という言葉のほうが使われているように思います．Reversible という言葉で治療よりももう少し広く，有効なケアや生活習慣の改善（難聴，視力の矯正，節酒など）を含めているためかもしれません．表の内容をまとめると，① 感覚器の評価と矯正，② アルコール，睡眠状況など生活習慣のチェック，③ 内服薬の見直し，④ 慢性感染症のチェック，⑤ うつ病のスクリーニング，⑥ ビタミン欠乏や甲状腺機能異常など頻度の高い treatable dementia のスクリーニング，⑦ 頭部画像のチェックで構成されています．この中には，治療介入できる病態（いわゆる treatable dementia）のスクリーニングだけでなく，内科治療の見直しや，生

JCOPY 498-22964

75

第2章 ● 誰もがなる病気

表1 Reversible dementia のアセスメント：DEMENTIAS

Drugs	向精神薬，抗コリン活性を持つ薬剤（抗ヒスタミン薬，排尿改善薬など）など多数
Eyes, Ears	視力低下，聴力低下など
Metabolic	甲状腺機能，副甲状腺機能，電解質異常，ビタミン欠乏など
Emotion	うつ病
Normal pressure hydrocephalus	正常圧水頭症
Tumor	頭蓋内腫瘍
Infection	神経梅毒などの慢性中枢感染症，HIV など
Alcoholism	アルコール多飲
Sleep apnea	睡眠時無呼吸

(Little MO. Clin Geriatr Med. 2018；34：537-62[7]) を一部改変)

活習慣への介入も含まれていることがわかります．医療モデルではどうしても treatable dementia の診断，治療というところに意識がいきがちだと思いますが，treatable dementia への治療介入の効果は従来考えられていたよりも小さいと考えられています．例えば，甲状腺機能低下症は treatable dementia の代表格としてあげられていますが，認知症の原因が甲状腺機能低下のみであることは稀であり，認知症患者に潜在性甲状腺機能低下症が見つかった場合の治療による認知機能改善効果に関しても議論があります[7,8]．紙面の都合上詳細は割愛しますが，うつ病や正常圧水頭症についても，除外すべき疾患というよりは認知症の comorbidity あるいはリスク因子と捉えられるようになってきています[7]．こういった事情も考慮に入れると，認知症診療においては治療可能な疾患を診断・治療するという考え方よりは，**患者さんの包括的なアセスメントを行い改善可能な部分に介入する**という考え方のほうが適切だと思います．前述の reversible dementia の表はよくまとまっていると思いますのでアセスメントの際に参考にしていただければと思います．

徹底的に精査すべき時 ▷▷▷

では，"徹底的に精査すべき症例の特徴"はどのようなものでしょうか．これは，今日では rapidly progressive dementia という言葉でまとめられています[9,10]．Rapidly progressive dementia はもともと Creutzfeldt-Jakob 病を典型例として想定した疾患概念で，発症から1～2年で進行期の認知症状態に至る群を指していま

した．今日，さまざまな定義が提唱されていますが，**最初の症状が出てから認知症状態に至るまでが週から月単位，進行期の認知症に至るまでが 1 〜 2 年，**という定義がおおむねコンセンサスを得られています[10]．Rapidly progressive dementia は認知症患者の 3 〜 4%程度でみられ，脳炎，代謝性脳症，腫瘍など "potentially reversible" な疾患が原因である頻度は 70%程度と報告されています[11,12]．急速進行性だったかどうかを後方視的に確認することはわりと簡単なのですが，認知症が進行してしまうと治療による可逆性が乏しくなるため，認知機能障害が軽度な早期の段階で診断することが求められます．

このためには，もともとの知的能力や発症までの経過について家族からの情報収集が極めて重要です．認知症の診断のためにはもちろん診察時点での認知機能評価が重要なのですが，rapidly progressive かどうかを横断面で評価することはできません．知的水準には個人差があるため，知的水準の高い人が発症直後に受診した場合には MMSE も正常範囲にとどまる可能性があります．神経梅毒の症例においては，物忘れ外来受診時点で MMSE は正常範囲内でしたが，それよりも前から "仕事上のミスやトラブル" が相次いでいました（☞第 2 章 CASE1 p.56）．急速に認知機能障害が進行していく場合には，早い段階から普段の生活（特に仕事，家計管理など認知機能の負荷が大きい作業）に何らかの影響が出ることが多いため，何ができなくなってきたのか，日常生活においてどんな支障があるのか，どれくらいの速度で悪くなってきているのか，といった点を家族から詳しく聴取しましょう．問診の結果，週から月単位で日常生活に支障が出ていて，その程度が悪化しているのであれば，診察時点の認知機能が正常範囲内であっても rapidly progressive dementia を疑うべきです．特に，年齢が若い，他の症状を伴っているなど，**表2** のような特徴を持つ患者さんは要注意です．

表2 Rapidly progressive dementia を疑い精査したほうがよい患者の特徴

- 発症のタイミングが特定できる（X 月 Y 日に急におかしくなった，数日連絡を取っていなかったら様子が変わっていた，など）
- 年齢が若い（65 歳未満）
- 意識障害と思われるエピソードがある
- 神経学的巣症状がある
- 不随意運動がある
- 悪性腫瘍などの併存症がある
- 発熱，皮膚症状，関節痛などの全身疾患を示唆する随伴症状がある
- 脳症をきたしうる薬剤を使用している

第 2 章 ● 誰もがなる病気

　もちろん，ずっと前から日常生活に支障をきたしていたのが，周囲の人に最近発見されただけだったり，純粋に精神疾患だったりと，rapidly progressive dementia のように見えていただけだった，ということも珍しくありません．ですが，rapidly progressive dementia の原因疾患の中には可逆性が大きい疾患が多く含まれていますので，疑わしい場合には積極的に精査を行うべきです．具体的な鑑別については VITAMINS という mnemonic でまとめられており 表3 ，カテゴリーごとに可逆性や進行速度に傾向があることが指摘されています 図2 ．この鑑別は多岐にわたり膨大なリストとなっていますが，これでもすべてを網羅できているわけではありません．具体的な精査方法についてはレビュー[9,10]に譲りますが，図2 に示した"可逆性が高く進行速度が速いカテゴリー"を中心に考えつつ，多数の検査を同時に提出されることも許容されると思います．

緊急対応を要する時 ▷▷▷

　現在，認知症の方が増え続けていることを背景に認知症専門外来の予約は月単位の待ち期間になっています．結果的に，急激に症状が悪化する患者さんは救急外来，内科，脳外科などに飛び込んでくることが稀ではありません．こういった患者さんでは精神症状が前景となりやすく，MRI などの検査が行えないことも珍しくないため，暫定的に認知症と診断されて精神科病院に入院となってしまうのはやむを得ない側面があります．ただ，この場合には，精神症状のために通常行う検査が行われていない状態ですので，精神科医は"身体疾患が十分に除外されていない"，ということを強く意識する必要があります．実際のところ，こういった患者さんは予約を待つ余裕がないわけですから，急速に進行し日常生活に支障をきたすという rapidly progressive dementia の基準を満たしている可能性が高い群なのです．

　精神科医は原因疾患の精査を行う機会がほぼないことから，こういった患者さんの診療に不安を感じることが多いかもしれません．精神科医が鑑別診断をできることが理想的なのかもしれませんが，個人的には，精神科医の最も重要な役割は"鎮静下でも精査したほうがよい患者かどうか"を判断することにあると思っています．精神症状が前景にたっているとき，精査の必要性は精神症状の経過から判断せざるを得ませんが，"精神症状"の鑑別リストを持たない内科医にとっては極めて難しい作業です．精査が必要であるというお墨付きがあれば，内科医も検査計画が立てやすくなると思います．

78　　498-22964

総論 ● 認知症になるのに理由は必要かい？

表3 Rapidly progressive dementia の鑑別：VITAMINS

脳血管障害（Vascular）	脳卒中 硬膜下血腫 静脈洞血栓症 血管炎 アミロイドアンギオパチー PRES Susac 症候群 ミトコンドリア脳筋症
感染症（Infection）	細菌 真菌 ウイルス 結核 SSPE 神経梅毒 HIV
中毒, 内分泌（Toxic/Metabolic）	電解質異常 肝性脳症 尿毒症 甲状腺疾患 / 副甲状腺疾患 ビタミン B 群欠乏症（B1/B3/B12） 葉酸欠乏症 Wilson 病 ポルフィリア 重金属中毒（鉛，水銀，ヒ素など）
自己免疫疾患, 炎症性疾患 （Autoimmune/Inflammatory）	多発性硬化症 ADEM NPSLE サルコイドーシス 薬剤性脳症（抗菌薬，メトトレキサート，免疫抑制剤，細胞 　障害性抗がん剤，免疫チェックポイント阻害薬など） 橋本脳症 神経 Behçet NMOSD
悪性腫瘍 （Metastases/neoplastic）	転移性脳腫瘍 原発性脳腫瘍 リンパ腫（中枢神経原発 / 血管内） がん性髄膜炎 腫瘍随伴症候群

（つづく）

表3 Rapidly progressive dementia の鑑別：VITAMINS（つづき）

医原性（Iatrogenic）	ポリファーマシー / 薬剤乱用 ベンゾジアゼピン 抗精神病薬 抗コリン薬 抗てんかん薬 オピオイド 浸透圧性脱髄症候群 放射線治療 違法薬物乱用
変性疾患（Neurodegenerative）	プリオン病 アルツハイマー病 前頭側頭型認知症 レビー小体病 ハンチントン舞踏病 皮質基底核変性症 進行性核上性麻痺
全身性疾患 / 発作性疾患 （Systemic/seizure）	NCSE 低酸素 / 高 CO_2 水頭症

（Day GS. Continuum. 2022; 28: 901-36[10]）を一部改変）

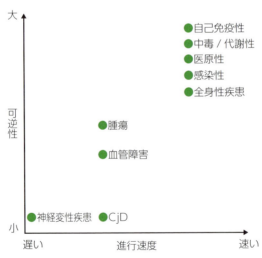

図2 急速進行性認知症における，原因疾患と進行速度，可逆性の関係

（Day GS. Continuum. 2022; 28: 901-36[10]）を一部改変）

総論 ● 認知症になるのに理由は必要かい？

　Rapidly progressive dementia は可逆性が期待でき，原因疾患に稀少疾患が多い
ので，本来内科医もやりがいを感じやすい症候群だと思います．実際の精査は精神
科病院では難しいと思いますので，総合病院への転院が必要になると思います．内
科医の最も困るのは病棟管理ですので，ここに総合病院の精神科医が協力してもら
えれば（精神科病棟での管理を含む），内科医の協力が得られやすいと思います．
何かと押し付け合いになりやすい領域ではありますが，捉え方を変えることで協力
しやすい領域に変化していくのではないかと思います．

◆ 文献

1) 総務省統計局．令和2年　統計トピックス No.126 統計からみた我が国の高齢者―「敬老の日」
にちなんで　1．高齢者の人口．https://www.stat.go.jp/data/topics/topi1260.html（2025/1/23
アクセス）
2) 厚生労働省．令和2年（2020）患者調査の概況．調査の概況．https://www.mhlw.go.jp/
toukei/saikin/hw/kanja/20/dl/suikeikanjya.pdf（2025/1/23 アクセス）
3) 首相官邸ホームページ．認知症年齢別有病率の推移等について．https://www.kantei.go.jp/
jp/singi/ninchisho_kaigi/yusikisha_dai2/siryou1.pdf（2025/1/23 アクセス）
4) Ohara T, Hata J, Yoshida D, et al. Trends in dementia prevalence, incidence, and survival
rate in a Japanese community. Neurology. 2017; 88: 1925-32.
5) 日本神経学会，監修．「認知症診療ガイドライン」作成委員会，編．認知症疾患診療ガイドラ
イン2017．東京: 医学書院; 2017.
6) 日本高血圧学会高血圧治療ガイドライン作成委員会，編．高血圧治療ガイドライン2019．東京:
ライフサイエンス出版; 2019.
7) Little MO. Reversible dementias. Clin Geriatr Med. 2018; 34: 537-62.
8) Rubin DI. Neurologic manifestations of hypothyroidism. 2023. UpToDate. https://www.up-
todate.com/contents/neurologic-manifestations-of-hypothyroidism（2025/1/23 アクセス）
9) Hermann P, Zerr I. Rapidly progressive dementias – aetiologies, diagnosis and management.
Nat Rev Neurol. 2022; 18: 363-76.
10) Day GS. Rapidly progressive dementia. Continuum (Minneap Minn). 2022; 28: 901-36.
11) Anuja P, Venugopalan V, Darakhshan N, et al. Rapidly progressive dementia: an eight year
(2008-2016) retrospective study. Pl oS One. 2018; 13: e0189832.
12) Studart Neto A, Soares Neto HR, Simabukuro MM, et al. Rapidly progressive dementia:
prevalence and causes in a neurologic unit of a tertiary hospital in Brazil. Alzheimer Dis As-
soc Disord. 2017; 31: 239-43.

COLUMN

3. 精神科からのコンサルト

　自分が精神科医であったころ，他科にコンサルトするのはとても心理的ハードルが高いことでした．"こんなこともわからないのか"とか，"なんでこんなになるまでほっといたんだ"と怒られるのではないかと心配し，心の中で会話のシミュレーションを行い，気持ちを奮い立たせてから電話をかけていました．他科の医師と直接話をすることに大きな不安を感じていたため，書面でのコンサルトが多かったのですが，コンサルトの意図を書面で正確に伝えるのは難しく，自分が答えてほしい内容とは異なった回答が返ってくることもありました．ただ，正確な回答を得るために連絡する勇気もなく，もやもやした部分を"まぁ大丈夫そうだしいいか……"と曖昧なまま片付けてしまっていました．今思えば，"自分の知識が足りていない"という負い目があったのだと思います．内科のことをある程度勉強して身につけた後もコンサルトへの不安感はあまり解消されず，結果的に自分で抱え込むようなスタイルになってしまっていました．ただ，正式なトレーニングを受けていない一介の精神科医が十分な管理ができるほどの実力を身につけられるわけもなく，重症化してから助けを求めるという失敗を何度か繰り返してしまいました．その当時一緒に働いていた先生方にはずいぶんご迷惑をおかけしてしまったと思います．

　本当の意味で他科にコンサルトできるようになったのは，集中治療領域で働く経験をしてからでした．専門領域に注目する臓器専門医と全身管理に注目する集中治療医の治療方針はぶつかり合うことも珍しくなく，間違いや見逃しを指摘されることもよくありました．一方で，専門医の持つ知識の深さに触れるとともに，臓器専門医から集中治療医の意見を求められる過程において，異なった視点を持ち寄ることでより良い治療方針をたてられるということを学べました．コンサルトは"他科にお任せする"ことばかりではなく，"同じ方向を向いて協力して治療にあたる"という意味合いもあることを認識するとともに，一人で頑張って抱えこむデメリットを痛感させられました．"知識が足りていない"という負い目は今でも完全に解消されることはありませんが，患者さんの不利益となることを自分がしてしまう不安のほうがずっと大きいため，専門家へのコンサルトを躊躇しないようにしています．

　精神科からのコンサルトはどうしても，"身体診療をお願いいたします"というお任せします方式のコンサルトになりがちです．しかしながら，「精神科臨床における身

COLUMN 3 ● 精神科からのコンサルト

体合併症の分類」というコラム（☞第3章コラム4 p.137）でも書いたとおり，精神疾患患者さんの身体疾患はベースの精神疾患と切っても切り離せない関係性がありますので，心身二元論のような診療は無理があると言わざるを得ません．さまざまな身体疾患において，精神疾患の合併により併発症，治療内容，治療転帰など，さまざまな面で影響が出ることが指摘されており[1-6]，転帰を改善するためには"お互いの専門知識を持ち寄るコンサルト"が不可欠です．症例を通して双方向性のコミュニケーションができていれば，お互いの相談閾値も自然と下がっていきます．精神疾患患者さんがより早く，より適切な医療を受ける体制を作っていくためには，"医療者の偏見をなくそう"と呼びかけるだけでは不十分で，草の根運動が欠かせないと思います．

◆文献

1) Daumit GL, Pronovost PJ, Anthony CB, et al. Adverse events during medical and surgical hospitalizations for persons with schizophrenia. Arch Gen Psychiatry. 2006; 63: 267-72.
2) Kaneshiro K, Kubo M, Taniguchi M, et al. Current status and problems of breast cancer treatment with schizophrenia. Clin Breast Cancer. 2022; 22: e399-e406.
3) Wu CS, Lai MS, Gau SS. Complications and mortality in patients with schizophrenia and diabetes: population-based cohort study. Br J Psychiatry. 2015; 207: 450-7.
4) Solmi M, Fiedorowicz J, Poddighe L, et al. Disparities in screening and treatment of cardiovascular diseases in patients with mental disorders across the world: systematic review and meta-analysis of 47 observational studies. Am J Psychiatry. 2021; 178: 793-803.
5) Wu SI, Chen SC, Juang JJ, et al. Diagnostic procedures, revascularization, and inpatient mortality after acute myocardial infarction in patients with schizophrenia and bipolar disorder. Psychosom Med. 2013; 75: 52-9.
6) Liu NH, Daumit GL, Dua T, et al. Excess mortality in persons with severe mental disorders: a multilevel intervention framework and priorities for clinical practice, policy and research agendas. World Psychiatry. 2017; 16: 30-40.

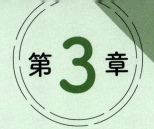

第3章

カメレオンと緊張病
（カタトニア）

　コラム「ミミックとカメレオン」☞第1章コラム1 p.13 の中で，精神疾患ミミックを見抜くためには，精神症状をきたしている患者さんがなんらかの身体疾患のカメレオンではないか？と疑ってみることが近道というお話をさせていただきました．このカメレオンの擬態先として頻度の高い状態像（言い換えると，精神疾患ミミックが多く含まれる状態像）が，緊張病状態です．ただ，精神科医以外からすると緊張病はだいぶイメージしにくい臨床像ではないでしょうか．

　内科臨床における緊張病状態は，せん妄や意識障害に似ているけれど，よく知っている典型例とはだいぶ異なっている，という感じに見えると思います．例えば，開眼し手を挙げたままの状態で全く反応がない，とか，同じ言葉をずっと繰り返しつづけて呼びかけても返事をしない，とか，ベッドの上で寝ていたかと思うと突然大声で叫びだし手足を激しく動かす，といった様子です．しかも，これらの状態像には移行があります．例えば，日中は全く反応がなかったのに，夜になったら暴れだす，といった具合で，まさにカメレオンのように臨床像が変化していきます．

　奇妙で，しかも短時間で変化していく臨床像は，"いかにも精神疾患っぽい"という印象を与えますが，意外なことにこの緊張病は精神疾患ミミックを多く含む症候群なのです．本章では緊張病という状態像のとらえ方や対応について考えたいと思います．

注）ICD-11において，"Catatonia"の訳語として"カタトニア"が正式名称として採用されました．これにより緊張病は正式名称ではなくなりましたが，日常臨床においては当面使用される可能性が高いため，本書では主に"緊張病"という表現を使用し，カタトニアを併記としました．

CASE 1

普段と全く違う様子で出勤してきた女性

はじめに　若い女性が急に精神的な変調をきたした，というと読者の多くがピンと
くる病気があるのではないでしょうか．ただ，実際に頻度が高いのは圧
倒的に精神疾患です．ちなみに，某 AI に "若い女性が急に精神的変調を
きたした時，どんな病気が考えられますか？" と聞いてみたところ精神
疾患だけが返ってきましたが，"若い女性が急に精神的変調をきたした時，
珍しい病気はどんなものが考えられますか？" と聞いてみたところ，"今
皆さんが想像している疾患" が一番上に出てきました．本書は珍しい症
例を扱うのが目的ですから読者の皆さんの頭の中にその疾患がパッと浮
かんでくるのは当然なのですが，"珍しい" と書かないと AI は正しい答
えを返してくれないというのは，自分の中に存在する "珍しい疾患であ
ってほしい" という無意識の希望が認知バイアスに形を変えていたこと
に気づかされたようで，とても新鮮でした．本症例は皆さんの頭に浮か
んでいるあの疾患の典型例です．

症例　20 代，女性

既往歴　特記事項なし

嗜好　アルコール：機会飲酒
喫煙：なし
違法薬物使用歴：なし

内服薬　なし

**アレル
ギー**　なし

生活歴　短大卒業後，保育士として勤務．就職後から独居．もともと大人しくて
まじめな性格．人付き合いは苦手．

現病歴

入院4カ月前，新しい職場に移り，業務内容が大きく変わりました．
入院1カ月前，職場の人員が減り残業時間がかなり増えました．周囲には"仕事が忙しくてストレス"と述べていたそうです．
入院2週間ほど前，"風邪をひいた"とのことで3日間仕事を休みました．ただ，職場に戻った後は普段通りの様子でした．
入院7日前，母親と電話で話をしました．この時の様子について母親は，"話している内容は普段通りだけど，あまり元気がなく上の空な感じがする"と感じたそうです．
入院3日前，出勤後に担当するクラスを間違え同僚に指摘されました．"夜あまり眠れなくて，体調が悪い"と言っており，上司のすすめもあり早退しました．
入院当日，出勤したとたん"馬鹿じゃねぇの"と大声で叫び，その後も大声で独り言を言っていました．様子がおかしいと感じた同僚が医務室に連れていきましたが，ベッドに横になった後も突然起きだしたり，手足をばたつかせたりしていました．近医救急科を受診し，採血，CT，違法薬物のチェックを受けましたが特記すべき異常を認めず，急性精神病が疑われ当院に搬送となりました．

精神科診察

"ここはどこなのー，家に帰してー"と大声で話す一方で，時折会話可能となり"イケメンの声が聞こえる"などと幻聴の存在を疑わせる発言が認められました．診察時にはじっとしていられず，椅子から急に立ち上がって歩き回るなどの行動がみられ，動き回る理由を聞いても返答はありませんでした．診察中，唐突に一点を見つめて全く動かなくなり，呼びかけにも応じなくなりましたが，少しするとまた歩き回り始めました．経静脈的にミダゾラムを投与したところ入眠に移行したため，その後ハロペリドールを投与し，入院としました．

入院後経過

入院後，疎通が取れる時には"ここからいつ出られるんですか？　昨日のことは覚えていないです"といった会話が可能でしたが，大声をあげる時間帯と呼びかけに反応がない時間帯を繰り返すようになりました．大声で"なんでーなんでー"と叫び部屋の壁に頭を打ちつけるような状態になってしまい，内服，食事も拒否したため身体拘束のうえ持続点滴，

第3章 ● カメレオンと緊張病（カタトニア）

ハロペリドールの投与を開始することとしました．入院 3 日目には内服，飲水が可能となったためロラゼパムを追加しました．しかしながら，"あーあー！！　ふー！"などの意味不明の発語が聞かれる時間が増え，呼びかけに反応がない時間帯も増えました．

急性精神病と言わざるをえない状態ですが，先行する感冒症状があります．また，精神疾患としては急性発症すぎる印象で，治療反応も良くないようです．

身体所見　BP 118/80 mmHg, HR 90/min, BT 36.3℃, SpO$_2$ 98%, RR 20/min, JCS 3
明らかな皮疹なし
筋強剛なし，不随意運動なし

検査結果　血液検査： WBC 9,800/μL, Hb 14.2 g/dL, Plt 167,000/μL, TP 8.8 mg/dL, Alb 5.3 mg/dL, BUN 9.0 mg/dL, Cr 0.57 mg/dL, Na 134 mEq/L, Cl 101 mEq/L, K 4.8 mEq/L, AST 26 IU/L, ALT 17 IU/L, LDH 279 IU/L, Glu 90 mg/dL, CRP 0.5 mg/dL, T4 1.38 ng/dL, TSH 2.14 μIU/mL,
RPR 陰性 , TPHA 陰性 , HIV 抗体 陰性
髄液： 細胞数 12/μL（単核球 9，多核球 3），蛋白 44.6 mg/dL, IgG index 0.57, Glu 77 mg/dL, HSV PCR 陰性，抗 NMDA 受容体抗体 陽性
頭部 CT： 明らかな異常なし
頭部 MRI： 明らかな異常なし
SPECT： 両側前頭葉下面に血流低下
EEG： 筋電図混入が著しく判読困難
胸腹部 CT： 両側の卵巣に成熟嚢胞性奇形腫を認める

その後の経過　入院 5 日目，39 度の発熱，頻脈，上肢の筋強剛が出現しました．CK は 500 程度の上昇にとどまりましたが，悪性症候群も鑑別にあがったため

CASE 1 ● 普段と全く違う様子で出勤してきた女性

ハロペリドールは中止し，ロラゼパムはジアゼパムの静脈注射に変更しました．この頃にはほとんどの時間反応がなく，時に大声が聞かれるだけという状況になっていました．また，瞬目や口周囲のひきつり，ジスキネジア様の動きがみられるようになりました．

入院7日目，状態が改善しないためmECTが検討にあがりました．ただ，急性発症の精神病状態で緊張病状態を伴っていること，不随意運動の存在が疑われたこと，抗精神病薬に対する脆弱性も疑われたためまずは脳炎の鑑別を行うこととなりました．MRIでは明らかな異常を認めなかったものの，髄液検査では軽度の細胞数増多が認められました．胸腹部CTでは卵巣嚢腫が認められました．これらの検査結果から脳炎の可能性が高いと考え，入院10日目よりアシクロビル，ステロイドパルスを開始しました．また，強直間代けいれんが出現したため，抗てんかん薬を開始しました．

入院12日目，息こらえがみられるようになり，徐脈の後に急に頻脈となるイベントも認められました．呼吸不全，自律神経不全が懸念されたためICUへ転棟し人工呼吸器管理，持続鎮静を開始し，ステロイドに加えてIvIGを開始しました．持続鎮静開始後も口，鼻周囲の引きつり，開眼し四肢を強直させるなどの不随意運動が出現したため，大量の鎮静薬を要しました．髄液検査でNMDA受容体抗体陽性が確認され，NMDA受容体抗体脳炎と診断が確定されました．

入院20日目，状態の改善が乏しかったため卵巣嚢腫摘出術を行いました．病理所見は成熟嚢胞奇形腫でした．

入院30日目，離握手可能であることが確認できたため，抜管しました．抜管後には首を前後に動かしたり，下肢を屈曲するのを繰り返すような不随意運動を認めましたが，声をかけると止まりました．会話はまだ困難で“バカバカバカ”などと繰り返し叫んだり，一人で笑っていたりという行動がみられました．時間経過とともに会話は可能となってきましたが，“入院費用がない，早く死んだほうがいい”といった発言がみられ，急に興奮状態となることもしばしばでした．SPECTを施行したところ，両側前頭葉下面の血流低下を認め，精神症状に関しては脳炎の後遺症が疑われました．抗精神病薬で鎮静をはかりつつ経過をみたところ徐々に改善し，入院4カ月後に退院しました．

NMDA 受容体抗体脳炎

　NMDA 受容体抗体脳炎の発症率は 1.5/100 万人・年，男女比は 2：8，発症年齢の中央値は 21 歳であり，若年女性に多いといってもやはり極めて稀な疾患です[1]．診断基準は 表1 のようになっており，確定診断のためには臨床症状と髄液中の抗体の存在が必要です（血中の抗体は特異度が低く確定診断には使えません）[2]．典型例の症状経過は比較的均一で，① 発症 1 週間ほど前の感冒症状，② 不安，興奮，躁状態，幻覚，妄想，軽度の意識混濁や認知機能障害を思わせる症状などをきたす精神症状期，③ 各種刺激に対する反応が著明に低下する無反応期（カタトニアと区別のできない状態を呈することが多く，この時期に中枢性低換気がみられます），④ 治療抵抗性のけいれん，不随意運動（口周囲のジスキネジアが典型的ですが，それ以外にも舞踏運動，アテトーゼ，ジストニアなど多様です），脈拍および血圧変動・唾液分泌亢進などの自律神経症状が出現する神経症状期，⑤ 月

表1　NMDA 受容体抗体脳炎の診断基準（Graus の診断基準）

Probable
1．以下の 6 つの主要症状のうち，少なくとも 4 症状が 3 カ月以内に急速に出現する 　　a．精神・行動異常，あるいは認知機能障害 　　b．言語障害（言語促迫，発語量低下，無言） 　　c．けいれん発作 　　d．異常運動，ジスキネジア，固縮，姿勢異常 　　e．意識レベルの低下 　　f．自律神経障害あるいは中枢性低換気 2．少なくとも以下のいずれかの検査所見を認める 　　a．異常な脳波所見（局所あるいはびまん性徐波化，基礎律動の乱れ，てんかん活動，extreme delta brush） 　　b．脳脊髄液細胞増多（5/mm³ 以上），あるいはオリゴクローナルバンド陽性 ※ただし，奇形腫がある場合には主要症状のうち 3 つを認めればよい
Definite
他の疾患が除外でき，上記 6 つの主要症状のうち 1 つ以上を認め，かつ IgG 型 GluN1 抗体が存在する

(Graus F, et al. Lancet Neurol. 2016; 15: 391-404[2])

〜年単位で意識を含めた各症状がゆっくりと改善する回復期，をたどります
図1 [1,3]．長期機能予後は 80％で良好，10％は死亡，10％では高度の後遺症が認められます[4]．一方で，2/3 の症例では高次脳機能障害が残存することが報告されています[5]．

症例のポイント ▷▷▷

ここでは精神科臨床における NMDA 受容体抗体脳炎について考えてみようと思います．本疾患の患者さんは約 90％で激しい精神症状を呈し，41％の患者さんでは最初に精神科病棟に入院したと報告されています[1]．日本においては，激しい精神症状を呈する患者さんは単科精神科病院に入院することが多いことを考えると，単科精神科病院で NMDA 受容体抗体脳炎を鑑別できる必要があります．精神疾患のほうからみてみると，初発の精神病エピソード患者のうち NMDA 受容体抗体脳炎の割合は 0.3 〜 2.8％と見積もられており[6]，この数字は一般人口における NMDA 受容体抗体脳炎の発症率（1.5/100 万人・年）と比較すると著しく高いといえます．早期に免疫療法を受けた患者のほうが予後良好ですので[4]，NMDA 受容体抗体脳炎の可能性がある患者を早期に拾い上げることは，精神科医にとって必須の臨床技能といってもよいと思います．以下に筆者が考える診断のためのポイントを記載します．

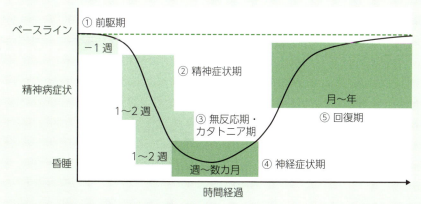

図1 NMDA 受容体抗体脳炎の症状経過
（Dalmau J, et al. Lancet Neurol. 2019; 18: 1045-57[1] を一部改変）

第3章 ● カメレオンと緊張病（カタトニア）

① Red flag sign を押さえておく

NMDA受容体抗体脳炎を疑うべき症候を 表2 にまとめました．後述するように，これらの症状の中には抗精神病薬の副作用とも解釈できる症状，精神症状のように見えてしまう不随意運動がありますので，精神科臨床の枠組み内で解釈しすぎてしまうと診断の遅れにつながります．NMDA受容体抗体脳炎における精神症状のゲシュタルトは非定型精神病（情緒的混乱，困惑，および錯乱，緊張病状態などが急激に発症することを特徴とする症候群）に近いことが指摘されています[7]．こういった患者では，錯乱 → 意識障害の可能性，びくっとする様子 → ミオクローヌスの可能性，手足を急にふり上げる → 不随意運動の可能性など，精神症状としてとらえられている症候を**神経症状としてとらえなおす習慣**を持っておくといいと思います．

② 精神科医視点での NMDA 受容体抗体脳炎の illness script を持つ

精神科医は横断面の精神症状や状態像を詳しく把握するのが得意である一方，経時的な状態像の変化に注目する機会はあまりないと思います．NMDA受容体抗体脳炎は 図1 に示したように時間経過とともに状態像が大きく変化する疾患ですので，初発の精神病エピソードの患者さんを診療するときには状態像の**経時的変化に注目する**とよいと思います．

以下に，精神科医からの見え方で典型的な経過を記載してみます（上記ケースと

表2 初発の精神病エピソード患者における NMDA 受容体抗体脳炎の Red flag sign

A．精神症状
気分障害の要素，著明な不安，著明な易刺激性を伴う状態像
思考の混乱，急性錯乱など，認知機能障害や意識障害を疑わせる状態像
緊張病状態
幻視

B．抗精神病薬に対する過敏性を疑わせる症状
悪性症候群 / 悪性緊張病を疑う臨床像（発熱，自律神経症状を伴う緊張病状態）
顔面のジスキネジア，ジストニア

C．神経症状
体幹，四肢のジスキネジア，舞踏運動，アテトーゼ，バリズム，後弓反張などの不随意運動（ときに衒奇症，常同行為，解離症状のようにみえる）
けいれん発作

(Dalmau J, et al. Lancet Neurol. 2019; 18: 1045-57[1]，Hinotsu K, et al. Schizophr Res. 2022; 248: 292-9[7] を参考に作成)

CASE 1 ● 普段と全く違う様子で出勤してきた女性

は異なる症例です）．症例は 20 代，女性の初発の精神病エピソードの患者さんです．

1）精神症状が出る 1 〜 2 週間前に風邪をひいたエピソードがあったらしい．
2）入院する 1 週間前くらいに，**急に躁状態，急性錯乱，幻覚・妄想状態の混じっ
た状態が出現し，数日で悪化したとのこと．入院時**は急性錯乱状態，大声で叫
んでおり疎通がとれない．日時，場所は誤答．急性発症のようだし違法薬物の
乱用か？と思い確認したが薬物乱用歴はなし．気分障害の要素はありそうだけ
ど妄想は躁状態に一致したものではないよう．非定型っぽいかなと思いつつ，
抗精神病薬を開始．入院時には落ち着いていて疎通のとれる時間帯もあったの
に，**入院 4 日目**，昏迷状態と不穏状態をいったりきたりするようになり，疎通
のとれる時間はほとんどなくなった．あまり薬が効いている印象はない．
3）**入院 7 日目**，経口摂取困難となって点滴のハロペリドールに変更した．看護師
からの申し送りでは，急に手足を大きく動かすことがあり危険だとのこと．点
滴には身体拘束が必要そうなので指示を出した．**入院 10 日目**，完全に無言無
動状態となり筋緊張や発熱も加わった．ジスキネジアなのか，口周囲に少し不
随意運動がある．悪性症候群を疑ってハロペリドールは中止．L/D は幸い問題
なかった．mECT も考えて総合病院への転院を打診したほうがいいかな？
4）**入院 14 日目**，けいれん発作が出現．発作が停止した後も呼吸の雰囲気が少し
変な感じで SpO_2 が下がるため酸素投与を開始．発熱も持続しており精神科病
院での治療は困難と考え，転院調整を開始するも難航．急変するのではと不安
になる．

　いかがでしょうか．発症から入院までが 1 週間くらいとかなり短く，錯乱状態
で入院となった後，治療に全く反応せず 2 週間ほどで完全な緊張病病状に至って
います．急性発症かつ治療反応が不良で急速な悪化傾向を認めており，精神疾患と
してはぴったりした類型がないと思います．ところどころ red flag sign と思われ
る症状（急に手足を動かす，口の不随意運動など）がまじっていますが，前述した
ように横断面で個別にみると精神科治療の経過で起こることとして解釈できてしま
うかもしれません．
　では，精神疾患では絶対にこのような経過をとらないかと言われれば，そんなこ
とはないと思います．比較的急性に発症する悪性緊張病ではこのような経過もあり
うるでしょう．では，実際に鑑別診断はどのように進めたらいいのでしょうか．精
神科臨床においては診断が精神症状のみで決定されることがほとんどですので，精

第3章 ● カメレオンと緊張病（カタトニア）

神症状から NMDA 受容体抗体脳炎を鑑別しようとする試みの重要性が強調されています[7]．もちろんこれは重要な視点なのですが，ここではあえて**"詳細な精神症状の評価から NMDA 受容体抗体脳炎を確定診断できる必要はない"**，という点を強調したいと思います．

　初発の精神病エピソードにおける NMDA 受容体抗体脳炎の割合は一般人口よりもずっと高く，しかも大半の NMDA 受容体抗体脳炎の患者が初発の精神病エピソードの状態像をとります[1]．精神科医による精神症状の評価によって，初発の精神病エピソードにおける NMDA 受容体抗体脳炎の検査前確率が 10% に上がるだけであっても非常に重要な臨床的意義があります（検査前確率を 1% として検査後確率が 10% になるとすれば，精神科診察の陽性尤度比は 11 になります）．NMDA 受容体抗体脳炎については確定診断できる検査が存在していますので，精神症状の評価は，正確な鑑別診断よりも**"精査が必要な患者群を特定する"**ことに用いるほうが適切です．症例の積み重ねによって特異度を改善できる可能性はあると思いますが，疾患の重大性を考えると対象を絞り込みすぎて見逃しが増える（感度が下がる）ことは避ける必要がありますので，精査対象は広めにとっておくべきです．

　他院に精査依頼する際，"これくらいの状態でお願いしてもいいのだろうか？"と悩むこともあるかもしれません．筆者は，初発の精神病エピソードの患者さんではフェーズ 2 の精神症状期の時点で 図1 ，**"典型的な精神疾患と状態像，経過が異なる"**ことを根拠に精査を行うのが適切だと考えています．幸い NMDA 受容体抗体脳炎については確定診断をつける方法がありますし，診断の遅れや見逃しが転帰を著しく悪化させることを考えると，**精査閾値を低めにしておくべき**だと思います．

◆文献

1) Dalmau J, Armangué T, Planagumà J, et al. An update on anti-NMDA receptor encephalitis for neurologists and psychiatrists: mechanisms and models. Lancet Neurol. 2019; 18: 1045-57.

2) Graus F, Titulaer MJ, Balu R, et al. A clinical approach to diagnosis of autoimmune encephalitis. Lancet Neurol. 2016; 15: 391-404.

3) 亀井 聡. 抗 N-methyl-D-aspartate 受容体脳炎の動向. 神経治療. 2022. 39: 327-31.

4) Titulaer MJ, McCracken L, Gabilondo I, et al. Treatment and prognostic factors for long-term outcome in patients with anti-NMDA receptor encephalitis: an observational cohort study. Lancet Neurol. 2013; 12: 157-65.

5) Heine J, Kopp UA, Klag J, et al. Long-term cognitive outcome in anti-N-methyl-D-aspartate receptor encephalitis. Ann Neurol. 2021; 90: 949-61.

6） Guasp M, Giné-Servén E, Maudes E, et al. Clinical, neuroimmunologic, and CSF investigations in first episode psychosis. Neurology. 2021; 97: e61-e75.

7） Hinotsu K, Miyaji C, Yada Y, et al. The validity of atypical psychosis diagnostic criteria to detect anti-NMDA receptor encephalitis with psychiatric symptoms. Schizophr Res. 2022; 248: 292-9.

COLUMN

1. 金のシマウマ

　金のシマウマをご存じでしょうか．2019 年，タンザニアの国立公園で金色のシマウマが撮影されました[1)]．このシマウマは白皮症と考えられており，きわめて稀な個体とされています[1)]．日常臨床の中で，珍しい疾患を追い求めることをよく"シマウマ探し"と言ったりします．精神科臨床の中で NMDA 受容体抗体脳炎に出あうことはかなり稀なことですので，この疾患を念頭に検査を行うことはシマウマ探しにあたります．さらに，NMDA 受容体抗体脳炎の患者さんのうち約 4％では，神経症状を伴わず精神症状のみを呈すると報告されています[2)]．この割合から考えると，精神症状のみを呈する NMDA 受容体抗体脳炎の患者さんは，ひときわ珍しい"金のシマウマ"のような存在です．しかしながら，精神科臨床ではこの言葉が独り歩きして，"精神症状しか呈さない NMDA 受容体抗体脳炎もあるから精査が必要だ"，と強調されることがあります（特に大学病院のようなところで多いかもしれません）．この発言を否定するつもりはないのですが，日常臨床の中で重要なことはまずウマであることを正しく診断できることであり，次いでシマウマの可能性がある患者さんを特定できることだと思います．シマウマの中でも稀な"金のシマウマ"を探すのは一番最後にすべきでしょう．まずは一般的な精神疾患の経過を熟知し，次にシマウマである NMDA 受容体抗体脳炎の典型的な経過を熟知することが大切です．"金のシマウマなのではないか？"と疑心暗鬼に陥って，患者さんに無用な検査を強いたり，本来行うべき治療が滞ってしまうのは本末転倒だと思います．

◆文献

1) National geographic. https://natgeo.nikkeibp.co.jp/atcl/news/19/040200198/ （2025/1/23 アクセス）
2) Kayser MS, Titulaer MJ, Gresa-Arribas N, et al. Frequency and characteristics of isolated psychiatric episodes in anti-N-methyl-d-aspartate receptor encephalitis. JAMA Neurol. 2013; 70: 1133-9.

CASE 2 ● 発熱した際に急に会話が成立しなくなった強迫症の患者

CASE 2

発熱した際に急に会話が成立しなくなった
強迫症の患者

はじめに　もともと精神疾患をもっている患者さんが不穏状態となった場合，精神疾患が原因だと判断されることがほとんどです．しかしながら，すべての精神疾患患者さんが，精神的不調をきたした際に不穏状態を呈するわけではありません．そういった場合，精神疾患という枠内で鑑別を考える前に，意識障害をきたすような疾患を考えたほうが安全です．この強迫症の患者さんは急性扁桃炎の経過中に不穏状態を呈し，精神科病院に入院となりました．

症例　20代，女性

既往歴　気管支喘息
　　　　強迫症

嗜好　アルコール：なし
　　　　タバコ：なし
　　　　違法薬物使用歴：なし

内服薬　パロキセチン 50mg　1×　就寝前
　　　　モンテルカスト 10mg　1×　就寝前
　　　　エピナスチン 20mg　1×　就寝前

アレルギー　猫，犬，ハウスダスト

生活歴　元来几帳面な性格．高校卒業後，カフェに勤務．20代で結婚し，夫と二人暮らし．

現病歴　3年前，手洗いが止められなくなり，一人で手を洗っていてもきれいになったかどうかが不安になるため，母親に確認してもらうようになりました．加えて入浴には数時間かかるようになったため，近医メンタルク

97

第3章 ● カメレオンと緊張病（カタトニア）

リニックを受診しました．強迫症と診断され，薬物療法，認知行動療法を受け，緩やかに改善していました．

1年前，結婚を機に夫と二人暮らしをするようになり，強迫症状もある程度自分でコントロールできるようになりました．

入院7日前，39度の発熱，咽頭痛，耳痛を認め，A耳鼻科クリニックを受診．インフルエンザ，COVID-19の抗原検査を受け，いずれも陰性だったため，アセトアミノフェンの処方を受け経過観察となりました．

入院4日前，改善がみられないためA耳鼻科クリニックを再受診．溶連菌迅速検査は陰性，鼓膜所見は正常であり，急性扁桃炎と診断されてレボフロキサシン，カルボシステインの処方を受けました．

入院前日，咽頭痛は若干良くなってきたのですが，発熱が持続していました．日中は普段通りだったのですが，夕方頃から急に視線が合わなくなり，"怖い，怖い"と言うのみで会話ができなくなりました．さらに，家の中を落ち着きなく動き回り，急に泣き出したりと錯乱状態になりました．

入院日，錯乱状態が改善しないためA耳鼻科クリニックを再度受診しました．特に検査はされずに，"脳炎や髄膜炎は否定的，精神疾患に伴うものだから精神科を受診するように"と指示されたため，当院精神科を受診しました．

精神科診察

診察時にはじっと座っていることができず，診察室内で突然歩き始めるような状態でした．視線は合わず，時折"怖い"という発語が聞かれるのみでした．ストレッチャーに横になってもらいましたが，一点凝視したまま起き上がろうとする様子が見られました．検査のためにミダゾラムを投与したところ，そのまま入眠しました．安定して経過していた強迫症の患者さんが，突然対象が不明確な不安を訴え，急性錯乱状態あるいは緊張病状態ととれるような状態になるのは精神症状の経過として非典型的であると感じました．

> 安定していた強迫症の患者さんが，感染症をきっかけに急性錯乱状態あるいは緊張病状態を呈しました．どのようなことを考えたらいいでしょうか

CASE 2 ● 発熱した際に急に会話が成立しなくなった強迫症の患者

身体所見 | BT 37.4℃, BP 110/85 mmHg, HR 85/min, RR 18/min, SpO₂ 95%（室内気），JCS 3, E4V3M5
瞳孔 3 ＋ /3 ＋
視線は合わず，意味不明の発語があるのみで会話はできず
扁桃発赤，腫大あり，口腔内潰瘍なし
明らかな皮疹なし
関節腫脹なし
明らかな麻痺なし，四肢の不随意運動なし，筋緊張亢進なし，腱反射正常，カタレプシーなし，蠟屈症なし

検査結果 | 動脈血液ガス：pH 7.459, pO₂ 74.0 mmHg, pCO₂ 38.3 mmHg, HCO₃ 26.6 mEq/L, Lactate 0.8 mmol/L
血液検査：WBC 12,500/μL, Hb 10.4 g/dL, Plt 389,000/μL, TP 8.3 mg/dL, Alb 3.7 mg/dL, BUN 14.1 mg/dL, Cr 0.44 mg/dL, Na 138 mEq/L, K 3.9 mEq/L, Cl 101 mEq/L, AST 24 IU/L, ALT 30 IU/L, LDH 223 IU/L, CK 152 IU/L, CRP 12.43 mg/dL, Glu 98 mg/dL, PT-INR 1.28, APTT 27.7 sec, Fib 671 mg/dL
髄液検査：細胞数 0/μL, 蛋白 18.8 mg/dL, Glu 78 mg/dL
胸部 X 線：明らかな肺炎像なし
MRI：明らかな異常なし
脳波：明らかな異常なし

入院後経過 | 入院当日，ミダゾラムで鎮静した状態で頭部 CT，髄液検査を行いましたが異常所見を認めませんでした．抗菌薬による脳症の可能性を考え，急性扁桃炎に対する抗菌薬はセフトリアキソンに変更して経過観察する方針としました．
入院翌日にはややぼんやりした様子であるものの通常の会話が可能となり，"入院した時のことは全く覚えていない．家の中でなんとなく怖い感じがしたけれど，そこからの記憶がない"，と述べていました．数日後には家族から見ても普段通りの状況に戻り，"隣の音が気になって怖い感じがしたような気がします．盗聴されているんじゃないか，という気持ちになったことを思い出しました．今となってはなんでそんなふうに思

ったのかよくわかりません"と述べていました．後日，MRI，脳波検査を行いましたが，明らかな異常を認めませんでした．

抗菌薬治療に反応がみられ発熱，咽頭痛も改善し，1週間で退院となりました．退院後は，強迫症状は持続しているものの，隣の音が気になったりすることはなく，盗聴されている感じもないそうです．

レボフロキサシンによる脳症

本症例の入院に至ったエピソードと入院後の経過は，強迫症の精神症状とは明らかに異なっていました．回復後に入院に至ったエピソードを思い出せず，入院のきっかけとなった妄想や不安といった精神症状の背景には意識障害の存在が疑われ，急性脳症の合併があったと考えました．キノロン系の抗菌薬は精神症状を含む脳症の報告があること，中枢神経感染などの頭蓋内病変がなかったこと，抗菌薬の変更のみで症状が改善したことなどから，レボフロキサシンによる脳症と診断しました (Naranjo scale[1] 6点)．抗菌薬による脳症は以下の3つのサブタイプに分けられることが報告されています[2]．

① セファロスポリン系による脳症

よく知られているセフェピム脳症はこの群に入ります．投与開始後数日以内に発症し，ミオクローヌスやけいれん発作，脳波異常が出現する一方，MRIは正常であることが多く，投薬中止後数日で改善することを特徴とします．腎障害があり血中濃度が上がりやすい状況で起こりやすいと報告されています．

② キノロン系，マクロライド系による脳症

セファロスポリン系と同様に投与開始後数日以内に発症し，幻覚，妄想などの精神病症状の頻度が高く，けいれんは稀とされています．脳波異常，MRI異常などは稀とされており，投薬中止後数日で改善することが多いと報告されています．

③ メトロニダゾールによる脳症

メトロニダゾールに特徴的で，投与開始から数週間後に発症し，小脳失調を主徴

とし，意識変容の頻度が高い一方でけいれんはそれほど多くありません．MRIでは小脳歯状核，脳梁膨大部，中脳に病変を認めることが多いとされており，EEGでは非特異的異常がみられることが多いとされています．抗菌薬中止後数日で改善することが多いとされていますが，後遺症が残ることもあります．

　本症例はレボフロキサシン内服後の精神変調ですが，キノロン系，マクロライド系では幻覚妄想を含む精神症状が多いことが指摘されています．両系統の薬剤は内服で処方される頻度が高いので，自宅で発熱，精神症状をきたした場合には，脳炎以外に抗菌薬による脳症も鑑別にあげておく必要があると思います．Neurologyのレビューがわかりやすくまとまっていますので，詳しく知りたい方は読んでみることをお勧めします[2]．

症例のポイント ▷▷▷

　本症例は，精神科医からみると何らかの身体疾患に起因した不穏状態にみえ，内科医からすると精神疾患の悪化にみえる代表例ではないかと思います．なぜ，両方から"自分の科ではない"と思われてしまうのでしょうか．溝を埋めるために詳しく解説したいと思います．

精神科からの視点

　まずは精神科の立場に立って考えてみます．精神症状について考えてみると，強迫症の患者さんが急に錯乱状態となることは通常ありません．ベースに統合失調症の病態があって強迫症の症状が全面に出ているようなケースでは，何かのきっかけに精神病症状が顕在化することもありますが，本症例では就労ができており精神症状が安定していたようですから，鑑別順位としてはかなり下がります．精神科医は，急な錯乱状態であれば意識障害である可能性が高い（つまり，強迫症とは無関係である），と考えますので，先に脳炎/脳症を含む身体疾患を鑑別すべきだ，と考えるわけです．

内科からの視点

　一方で，内科医は日常的に精神疾患の診療をしているわけではありませんので，"標準的な精神疾患の経過"に関するイメージを持っていません．ですので，本症

第3章 ● カメレオンと緊張病（カタトニア）

例の精神症状が典型的かどうか，あるいは意識障害の可能性を考えるべきかどうか，という判断をするのは困難です．精神疾患を持っている患者さんはせん妄リスクが高いことが知られており[3,4]，もともとの精神疾患のイメージとあいまって，"精神疾患を持っている患者さんは不穏になることがある"と内科医が直感的に考えるのはやむを得ないところがあります．内科医が"精神疾患"とひとくくりに考えてしまう傾向にあるのは，複数の病名を持っている患者が珍しくないこと，病名が同じであっても重症度に大きな差があることにも起因しており，一概に偏見とは言い難い側面があります．

"自分の科ではない"と思われる理由

発熱に対する考え方にも大きな違いがあると思います．精神科医には"発熱"＋"急な精神症状悪化"＝"脳炎の可能性"というパターン認識が成立しています．しかし，発熱と精神症状を結びつけていない内科医からすれば，熱源は扁桃炎と特定されているわけですから，他の熱源を想定する理由がありません．脳炎を強く示唆する症状がなければ，追加精査は不要であると考えるほうが普通です．すなわち，この症例が呈している精神症状は意識障害といえるのか？という点が，追加の精査を行うべきかどうかの分かれ道になります．意識障害の可能性があるならば脳炎／脳症を鑑別上位にあげて精査を行うべきでしょうし，意識障害ではなく精神疾患の範疇で説明可能ということであれば追加精査は不要だと考えられます．

ここまで考えてみると，精神科医が診察して意識障害が疑わしければ内科医にコンサルトして一緒に精査するのが最も合理的な選択肢のような気がしますが，現実的にはそうならないことがほとんどです．精神科医は"身体疾患が除外されたのちに診療するものだ"と教育されていることが多く，脳炎／脳症が鑑別にあがっている状況で先に診療を行うことに慣れていません．"内科で診察してもらって問題なければみます"と電話で答える形がほとんどではないでしょうか．内科医が事前情報なしで診察すると，前述のとおり"扁桃炎がありますが抗菌薬投与を継続していただければ問題ありませんのであとはよろしくお願いします"となってしまいます．この状況は患者さんにとって不幸です．

この症例が呈している精神症状は意識障害といえるのか？という点についてですが，精神科医がこの点にこだわりすぎるのは適切ではないと思っています．精神科の教科書に軽度の意識障害をとらえる方法はいくつもあげられていますが（数字の逆唱や連続引き算など），ある程度会話ができることが前提になっています[5]．こ

102

ういった方法は，激しい興奮状態を呈している患者さんや会話ができない患者さんに適応することはできません．激しい症状を呈している患者さんにおける意識障害の有無は後方視的にしかわからないことが多いため，**通常の精神疾患の経過と大きく異なる症状，初発の急性錯乱や緊張病状態は意識障害として扱うのが適切**だと考えています．では，本症例のような症例における精神科医の役割は，"精神疾患として典型的な経過ではありませんので精査をお願いします"，ということを内科医に強調すればそれで十分なのでしょうか？　私はそうは思いません．

協力しあうための視点

　精神科医がこういった症例を内科医と一緒に診療することで診断に寄与できることがある，というのが私の意見です．精神科医の視点からみると，本症例の精神症状は急性錯乱状態あるいは緊張病状態ととらえられると思います．この場合，精神科医の鑑別上位にあがってくるのは薬物の有害事象ではないでしょうか．精神科救急の現場では，違法薬物や医薬品の乱用で急性錯乱をきたした患者を頻繁にみると思いますし，ERにおける緊張病状態の鑑別でも，薬物の有害事象は鑑別上位にあがります[6]．本症例では高用量のパロキセチンを内服していますが，パロキセチンの血中濃度は非線形増加であるため[7]，血中濃度が高くなっている可能性があります．血中濃度が高い状況では，鎮咳薬との併用によるセロトニン症候群や，飲み忘れによる離脱症状が起こりやすくなりますので，症状と併せて考えると鑑別上位にあがると思います．薬物の有害事象という視点があれば，抗菌薬による精神症状も鑑別リストにあがりやすくなると思います．こういった illness script は精神科医特有のものだと思いますし，向精神薬による有害事象は精神科医以外にはイメージしにくいと思います．

　本症例は，内科医の視点からは"精神疾患を持っていて不穏になっているありふれた患者さん"と見えていますが，精神科医の視点からは"何か特殊なことが起こっている患者さん"と見えています．コミュニケーションによって"おそらく珍しい症例"という視点が共有されれば，診療のモチベーションも変わると思います．内科医にとってはありふれた clinical practice の中で起こる稀な落とし穴を学ぶ機会になりますし，精神科医にとってはよくみられる精神症状の稀な原因を学ぶ機会になります．序章でも書きましたが，内科と精神科の境界領域に落ちる患者さんは，本症例のように珍しい病態を持っていることが少なくありません．こういった症例をきっかけに科の垣根が少しずつでも下がっていくことを望んでやみません．

第3章 ● カメレオンと緊張病（カタトニア）

◆文献

1) Naranjo CA, Busto U, Sellers EM, et al. A method for estimating the probability of adverse drug reactions. Clin Pharmacol Ther. 1981; 30: 239-45.

2) Bhattacharyya S, Darby RR, Raibagkar P, et al. Antibiotic-associated encephalopathy. Neurology. 2016; 86: 963-71. Erratum in: Neurology. 2016; 86: 2116.

3) Khan BA, Zawahiri M, Campbell NL, et al. Delirium in hospitalized patients: implications of current evidence on clinical practice and future avenues for research--a systematic evidence review. J Hosp Med. 2012; 7: 580-9.

4) Guo Y, Lin J, Wu T, et al. Risk factors for delirium among hospitalized adults with COVID-19: a systematic review and meta-analysis of cohort studies. Int J Nurs Stud. 2023; 148: 104602.

5) 中村 純, 井形亮平. 軽い意識障害とせん妄の診方. 総合病院精神医学. 2015; 27: 318-26.

6) Heckers S, Walther S. Catatonia. N Engl J Med. 2023; 389: 1797-802.

7) 入江 廣, 藤田雅巳, 井之川芳之, 他. 塩酸パロキセチンの第I相臨床試験（第3報）－健常成人男子に塩酸パロキセチン10,20および40mgを単回経口投与した時の薬物動態に関する検討. 薬理と治療. 2000; 28: 47-68.

COLUMN
2. 精神科医は体をみるべきか

　"精神科医が体をみるべきか"という議論がある，と聞くと精神科以外の医師は驚くかもしれません．しかしながら，現在でも"精神科医は体をみるべきではない"と主張する精神科医は存在します．こういった考えが出てくる背景には，精神科特有の医療提供体制が関係しているのかもしれません．日本の精神科入院治療の大半は単科精神科病院で行われています．単科精神科病院には精神科医しかいないことが珍しくないのですが，長期入院の方も多く，患者さん自身が自分の判断で他院の専門診療科を受診することも容易ではありません．"精神科医は体をみるべきではない"という主張は，患者さんの医療機関へのアクセスに制限が存在する状況で精神科医が中途半端な診療をすることがよくない，という考えに基づいた意見なのではないかと思います．この考え方に対しての意見はいろいろあると思うのですが，個人的には"精神科医は体をみるべきか"という命題を立てること自体が適切ではないと思っています．

　精神疾患患者は，健常者と比較して 10 〜 20 年ほど寿命が短いことが知られています[1]．寿命短縮の原因として自殺よりも身体疾患の影響が大きく[1]，しかもこの差は近年広がりつつあります[2]．この問題は精神科領域の学会で頻繁に取り上げられており，多くの精神科医が興味をもっています．この状況を踏まえ新たに，"精神科医は精神疾患患者の生命予後改善に寄与すべきか？"という命題を立て直してみます．この命題に対して，"寄与する必要はない"と考える精神科医はいないと思います．

　一方で，専門科医にはそれぞれ自分の専門領域における臨床上の問題意識があります．そして，精神科以外の専門科医の問題意識は，当然のことながら精神疾患と無関係なところにあります．心血管障害は精神疾患の寿命短縮において重要な役割を果たしていますが[1]，精神疾患患者における寿命短縮を自分の専門領域における重要な問題としてとらえる循環器内科医，脳神経外科医はいません．この問題は，精神科医が主導して解決していくしかない問題なのです．

　精神科医が"体をみない"，と宣言してしまうと，他科の医師がこの問題に関与する気持ちは完全になくなってしまいます．こうなってしまうと，寿命短縮問題を解決する糸口は完全に失われます．"精神科医は体をみるべきか"という命題は捨て去る時期に来ていると思います．

◆文献

1) Walker ER, McGee RE, Druss BG. Mortality in mental disorders and global disease burden implications: a systematic review and meta-analysis. JAMA Psychiatry. 2015; 72: 334-41. Erratum in: JAMA Psychiatry. 2015; 72: 736. Erratum in: JAMA Psychiatry. 2015; 72: 1259.
2) Lomholt LH, Andersen DV, Sejrsgaard-Jacobsen C, et al. Mortality rate trends in patients diagnosed with schizophrenia or bipolar disorder: a nationwide study with 20 years of follow-up. Int J Bipolar Disord. 2019; 7: 6.

CASE 3 ● 退院後も精神的変調が改善しなかった高齢女性

CASE 3

退院後も精神的変調が改善しなかった
高齢女性

はじめに　高齢者では入院中に精神的変調をきたすことが稀ではありません．特に，せん妄は極めて発症率が高く，70歳以上の患者のうち1/3が入院中にせん妄になるといわれています[1]．せん妄のリスク因子は多数ありますが，入院による環境変化はせん妄の誘発因子であるため，内科臨床ではせん妄を起こしている患者を早期退院させるというマネジメントがよく行われています．せん妄であれば自宅に戻ることで時間とともに精神状態が安定していくことが多いのですが，本症例では自宅退院後にさらに精神状態が悪化してしまいました．

症例　80代，女性

既往歴　50代: 関節リウマチ
60代: 卵巣腫瘍手術
70代: 腰椎圧迫骨折

嗜好　アルコール: なし
タバコ: なし

内服薬　プレドニゾロン 20mg　1× 朝食後
ランソプラゾール 15mg　1× 朝食後
スルファメトキサゾール/トリメトプリム 400mg/80mg　1× 朝食後
酸化マグネシウム 1500mg　3× 毎食後
ルビプロストン 24μg　2× 朝，夕食後

生活歴　中学校卒業後家業を手伝っていました．実家はあまり裕福でなく，金銭的に苦労したそうです．結婚後は専業主婦．子供はすでに独立しており，現在は夫と二人暮らし．周囲にとても気を遣う性格．

現病歴　今まで精神疾患の既往，認知症の指摘ともなく，室内のADLは自立，屋

JCOPY 498-22964

107

外は杖歩行の方です．もともと関節リウマチ，間質性肺炎のためプレドニゾロン 7.5 mg，ブシラミン 200 mg，イグラチモド 50 mg を内服していました．

4 月中旬，呼吸困難感が出現しかかりつけの A 病院を受診．胸部 CT で間質陰影の増悪を認めたため，同院に入院しました．間質性肺炎の増悪またはニューモシスチス肺炎の疑いで，プレドニゾロンが 30 mg に増量され，スルファメトキサゾール / トリメトプリムの投与が開始されました．当初は特に問題なかったのですが，5 月初旬頃より怒りっぽくなり，"ナースコールをしても自分のところだけなかなか来てもらえない" などと述べるようになりました．また，夜間帯を中心に会話のつじつまが合わなくなることが増え，自分の部屋を間違えたりするようになりました．

これらのエピソードからせん妄状態が疑われたため，主治医から早期退院が望ましいと判断されました．このため，HOT（在宅酸素療法）を導入するとともに，プレドニゾロンは 20 mg まで速やかに減量されました．ただ，本人は "機械の使い方なんて覚えられない，こんな機械を持って帰るなんて家族に迷惑をかけてしまう" と述べていました．また，HOT の準備が間に合わず退院予定が数日遅れることになった際にとてもがっかりし，"病院のスタッフはみんないい加減なことばっかり言う" と述べていました．

5 月中旬に退院した後は，"こんなもの（酸素チューブ）をつけて生活しなきゃいけないなら死んだほうがましだ" と家族に言うようになりました．家族が食事や内服を促すと "話しかけないで！" とイライラした様子で怒鳴るようになり，プレドニゾロンの内服もできないことが増えました．かかりつけの内科医に相談したところ精神科受診を指示されたため，複数の精神科クリニックに連絡をとりましたが，初診予約がとれるのは 1 カ月後とのことでした．5 月下旬には自宅で包丁を持ち出し，"もう死ぬしかない" と言って暴れたため，自宅近くの精神科病院に搬送されました．搬送時 "もうだめだ，もうだめだ" と同じ言葉を繰り返し落ち着きなく動き回るため入院となりましたが，入院後すぐに JCS 200 の意識障害を呈しました．同院で頭部 CT を施行しましたが明らかな異常は認めず，原因精査のために当院に搬送となりました．

CASE 3 ● 退院後も精神的変調が改善しなかった高齢女性

精神科診察　開眼しているものの会話は困難で，"ごめんなさい，ごめんなさい"，"詐欺，詐欺"とずっと繰り返していました．時折，両手を万歳するような動きを繰り返しており，手を受動的に持ち上げるとその位置で保持していました．緊張病状態を疑わせる症状でしたが，高齢初発の精神症状であり，週単位で急激に悪化する経過は，精神疾患としては違和感がありました．

> 緊張病状態のようですが，精神疾患としては非典型的な経過です．
> どのような原因を想定して精査するべきでしょうか？

身体所見　BP 145/119 mmHg, HR 102/min, BT 37.8℃, RR 24/min, SpO$_2$ 99 ％（室内気）

両肺野で fine crackle

両側手指関節の変形を認めるが，発赤，腫脹は認めない

その他の関節にも発赤，腫脹は認めない

体幹，四肢に明らかな皮疹なし

明かな麻痺なし，筋緊張亢進あり，腱反射正常

カタレプシーあり

MMSE：26/30

検査結果　動脈血液ガス：pH 7.460, pO$_2$ 71.0 mmHg, pCO$_2$ 38.4 mmHg, HCO$_3$ 24.1 mEq/L, Lactate 0.9 mmol/L（室内気）

WBC 9,500/μL, Hb 12.0 g/dL, Plt 190,000/μL, TP 5.5 mg/dL, Alb 3.60 mg/dL, BUN 6.8 mg/dL, Cr 0.47 mg/dL, TB 1.24 mg/dL, Na 129 mEq/L, K 3.8 mEq/L, Cl 97 mEq/L, CK 247 IU/L, AST 46 IU/L, ALT 41 IU/L, LDH 750 IU/L, CRP 1.60 mg/dL, C3 105 mg/dL（65～135）, C4 31 mg/dL（17～45）, CH50 45.4 U/mL（25～48）, MMP3 156.5 ng/mL（17.3～59.7）, KL-6 1,851 U/mL（<500）, β グルカン 13.1 pg/mL（<20）

PT-INR 1.03, APTT 23.4 sec

109

第3章 ● カメレオンと緊張病（カタトニア）

髄液：細胞数 0/μL，蛋白 38.4 mg/dL，糖 78 mg/dL，培養陰性
胸部CT：両肺末梢側にスリガラス陰影，牽引性気管支拡張像あり，
Th12, L4, L5 圧迫骨折
頭部MRI：微小な陳旧性ラクナ梗塞，軽度の萎縮を認める．急性期病変
を認めない．
脳波：10 ～ 12Hzのα波が後頭優位に出現し，β波が混じる基本波．明
らかな突発波は認めない．

入院後経過

指示動作は困難で安静が保てないため，ミダゾラムで鎮静し画像検査を
行いました．画像検査が終了し病棟に到着した際には疎通可能となって
おり，"ここは病院ですか？　救急車で来たんですか？　意識がしっか
りしていなくて錯乱しちゃったみたいです．迷惑をおかけしてすみませ
ん"と述べました．昏迷，常同症，姿勢保持がみられたことと，ベンゾ
ジアゼピンの投与により劇的に精神症状が改善したことから緊張病状態
と診断し，ベンゾジアゼピン投与を継続することとしました．また，入
院前に不穏状態がみられていたことからブレクスピプラゾールを開始し
ました．
胸部CTでは，前医入院時と比較して間質陰影は改善していました．一
方で，入院時に発熱，発汗，頻脈が認められ，内服も不規則であったと
いう情報があったため，ストレスドーズのハイドロコルチゾン 300
mg/day を投与することとしました．
入院後緊張病状態の再燃はみられず，当初はせん妄状態がみられました
が，1週間ほどで徐々に清明となりました．呼吸状態も安定し発熱もみ
られなくなったことから，ステロイドは入院5日目にプレドニゾロン
20 mg に切り替え，以降漸減していきました．
意識清明となった後もしばらくの間，"周りに迷惑をかけてしまって申
し訳ない……"という訴えとともに流涙したり，気分の落ち込みを訴え
ることが続いていましたが，時間経過とともに軽快していき，入院2週
間後頃からはリハビリにも意欲的に取り組むようになりました．状態改
善後に当院入院前のことを伺うと"酸素のことが心配だった．機械を使
わなくてはならないことで家族に迷惑をかけると思っていた"と話して
いました．酸素需要はなくなっており HOT は不要になったことを伝え

110

ると，とても喜んでいました．MRI，脳波，髄液検査を行いましたが，脳炎，脳症を示唆する所見は認められず，臨床経過からステロイド誘発性精神障害と診断しました．プレドニゾロンは10 mgまで漸減し，向精神薬は入院中に漸減，中止しました．入院によりADLが低下したことから，入院2カ月後に介護老人保健施設へ退院となりました．

ステロイド誘発性精神障害

　本症例はステロイド増量後に精神的変調をきたしました．内科臨床では，こういった患者さんをまとめて"ステロイド精神病"とよぶことが多いと思います．"ステロイド精神病"といわれると，どうしても精神病症状（幻覚，妄想）をイメージしてしまうと思うのですが，そのイメージは正確ではありません．というのも，ステロイドに誘発される精神症状として最も頻度が高いのは躁状態，うつ状態を含む気分障害圏の症状であり，次いでせん妄の頻度が高く，幻覚妄想状態をきたすような統合失調症様の症状はそれほど頻度が高くありません[2,3]．そのため誤解を招きやすい"ステロイド精神病（steroid-induced psychosis）"という言葉は使うべきではないとされており[2]，今日ではステロイド誘発性精神障害[注]（steroid-induced psychiatric disorder）という言葉が使われることが多くなっています．本症例はせん妄状態，抑うつ状態，緊張病状態と多様な状態像を呈していますが，ステロイド誘発性精神障害ではせん妄状態が起こりやすいため，典型的な精神疾患にあてはめにくい病像を取ることが多いのだと思います．本症例で見られた緊張病状態は，ステロイド誘発精神障害の稀な表現型として報告されています[4,5]．

注）本来であればステロイド誘発性精神症という用語を使用すべきかもしれませんが，psychosisも精神症と訳されてしまうため，psychiatric disorderとpsychotic disorderの違いを明確にするために，ここではステロイド誘発性精神障害の語を使用しました．

第3章 ● カメレオンと緊張病（カタトニア）

症例のポイント ▷▷▷

内科からの視点

　前医入院中，本症例では見当識障害や会話の混乱が認められており，せん妄状態と考えて差し支えなさそうです．内科臨床においては，せん妄を起こしている患者さんを早期退院させるというのはよく行われる practice だと思いますが，実は必ずしもうまくいくとは限らないのです．せん妄の原因は 表1 のように準備因子，促進因子，直接因子に分けて整理されています．入院による環境変化，医療処置，身体拘束などは主に促進因子ですので，この部分がせん妄発症の主因となっている患者さんでは早期退院によって改善が期待できます．一方で，準備因子の影響が強い認知症の患者さんや，直接因子が十分に改善していない状況では，早期退院してもせん妄状態が改善するとは限りません．実際，せん妄患者の約半数は退院1カ月後もせん妄状態が持続していると報告されています[6]．

　本症例ではステロイドが直接因子と考えられ，減量されてはいるものの入院前よりも高用量で維持されています．ステロイド誘発性精神障害に対するマネジメントとしてステロイドの減量が第一選択として推奨されていますが[7]，どこまで減量すればよいかという明確なデータは存在しません．また，ステロイド誘発性精神障害が発症する目安としてプレドニゾロン 40 mg/day という指標がカットオフ値のようにいわれていますが，これはかなり昔の研究[8]から引用されているものです．近年のデータはどちらかというと用量と比例して連続的にリスクが上昇することが示唆されており[9]，40 mg 以下だからといって劇的に発症率が下がるわけではな

表1 せん妄の原因

準備因子	高齢，認知症など
促進因子	感覚障害　聴力障害，視力障害 睡眠覚醒リズムの障害 身体症状　疼痛，呼吸困難，便秘，排尿障害など 不快な介入　24 時間点滴，身体拘束，安静指示など 心理的ストレス
直接因子	意識障害の原因となるような疾患　急性脳疾患，電解質異常，感染症，呼吸不全など 薬剤

（松下正明，編．器質・症状性精神障害．東京：中山書店；1997[10]）を参考に作成）

112　　JCOPY 498-22964

CASE 3 ● 退院後も精神的変調が改善しなかった高齢女性

いのです．ですので，本症例のようなケースでは，早期退院したからといってせん妄が改善しない可能性もある，と想定しておくことが大切です．直接因子が十分改善していない症例では，早期退院が有効かどうかの判断や，退院後に精神症状が増悪した際の対応について，事前に精神科医と相談しておくとよいと思います．ただ，本症例では退院後に希死念慮を伴う不穏状態が出現しており，せん妄以外にうつ病を発症したと内科医が考えて，精神科受診を勧めるのは十分理解できます．

精神科からの視点

一方で，精神科医からの印象はだいぶ異なるのではないでしょうか．本症例で精神科入院時にみられたような緊張病状態は，いかにも精神疾患という印象を受けると思いますが，実際にはさまざまな身体疾患を原因として起こることが知られています ☞第3章総論 p.127．本症例は今まで精神疾患の既往がなく，ステロイド増量後にせん妄状態，うつ状態を経て2週間程度で緊張病状態に至っています．精神科医からみると，この経過は非典型的かつ急速な変化であり，内因性精神疾患という印象は受けないと思います．

精神症状の悪化が精神疾患の発症ではなさそうだとすると，ステロイド使用中の自己免疫疾患を持つ患者さんでは，原病の中枢神経合併症なのか，ステロイドの影響なのか，あるいは中枢神経感染症なのか，それとも他の原因によるものなのかを判断する必要が出てきます．ちなみに，外的侵襲（身体疾患，薬物など）による精神症状は，原因によらず概ね同様の症状経過をたどるとされていますので 表2 [10,11]，原因を明らかにするためには精神症状以外の随伴症状，臨床経過，検査所見などから判断する必要があります．この作業は，内科医の協力なしには難しいでしょう．

協力しあうための視点

本症例においては，MRI，EEG，髄液所見が正常であること，関節リウマチでは中枢神経合併症は稀であることから [12]，原病の影響ではなくステロイドの影響と判断しました．ただ，緊張病状態を呈した原因は単一ではないと思います．最初はステロイドに起因した軽度のせん妄と軽度の抑うつ気分だったのだと思いますが，本人のもともとの"周囲にとても気を遣う"性格傾向，年齢的な脆弱性，HOTへの不安感，病院でのストレス，などが絡みあって重症化したのだと思います．せん妄状態の時に周囲の人やストレスに対して過敏に反応することは古くから指摘され

JCOPY 498-22964

113

第3章 ● カメレオンと緊張病（カタトニア）

表2 身体疾患による精神症状

※重症疾患では，急性外因反応型 → 通過症候群 → 正常状態のパターンをとることが多い

急性外因反応型
① せん妄
② てんかん様興奮
③ もうろう状態
④ 幻覚症
⑤ アメンチア
※今日における**せん妄**および**身体疾患による緊張病状態**と概ね同義
通過症候群
① 健忘型
② 感情型
③ 感情・健忘型
④ 幻覚型
⑤ 妄想型
⑥ 妄想・幻覚型
⑦ 発動性減退型
※今日における **Post Intensive Care Syndrome** 概念と重なる部分が多い

（松下正明，編．器質・症状性精神障害．東京：中山書店；1997[10]，懸田克躬，他編．現代精神医学大系 14 症状精神病．東京：中山書店；1976.[13] を参考に作成）

ています[13]．本症例の精神科入院においては，精神科薬物療法に加えて，せん妄改善のためのリハビリや不安解消のための情報提供が行われました．

　本症例のようなケースでは，精神科医からは身体疾患にみえやすく，内科医からは精神疾患にみえやすいことから，どうしても診療科の間に落ちてしまいがちです ☞第3章総論 p.127．しかしながら，実際には精神症状の原因診断，治療，対応など，片方の科だけでは難しい点が多く，内科医と精神科医の協働が欠かせません．本書のテーマでもありますが，内科医と精神科医が協働することによって間に落ちてしまう患者さんの転帰が改善していくことを願っています．

◆文献

1) Marcantonio ER. Delirium in hospitalized older adults. N Engl J Med. 2017; 377: 1456-66.

2) Dubovsky AN, Arvikar S, Stern TA, et al. The neuropsychiatric complications of glucocorticoid use: steroid psychosis revisited. Psychosomatics. 2012; 53: 103-15.

3) Koning ACAM, van der Meulen M, Schaap D, et al. Neuropsychiatric adverse effects of synthetic glucocorticoids: a systematic review and meta-analysis. J Clin Endocrinol Metab. 2023; dgad701. doi: 10.1210/clinem/dgad701. Epub ahead of print.

4) Dada MU, Oluwole L, Obadeji A, et al. Dexamethasone induced psychosis presenting with catatonic features. Afr J Psychiatry (Johannesbg). 2011; 14: 316, 318.

5) Vanstechelman S, Vantilborgh A, Lemmens G. Dexamethasone-induced catatonia in a patient with multiple myeloma. Acta Clin Belg. 2016; 71: 438-40.

6) Cole MG, Ciampi A, Belzile E, et al. Persistent delirium in older hospital patients: a systematic review of frequency and prognosis. Age Ageing. 2009; 38: 19-26.

7) Judd LL, Schettler PJ, Brown ES, et al. Adverse consequences of glucocorticoid medication: psychological, cognitive, and behavioral effects. Am J Psychiatry. 2014; 171: 1045-51. Erratum in: Am J Psychiatry. 2014; 171: 1224.

8) Acute adverse reactions to prednisone in relation to dosage. Clin Pharmacol Ther. 1972; 13: 694-8.

9) Fardet L, Petersen I, Nazareth I. Suicidal behavior and severe neuropsychiatric disorders following glucocorticoid therapy in primary care. Am J Psychiatry. 2012; 169: 491-7.

10) 松下正明，編．器質・症状性精神障害（臨床精神医学講座）．東京: 中山書店; 1997.

11) 古茶大樹．理念型としての緊張病．精神神経学雑誌. 2018; 120: 131-6.

12) Davis JM. Overview of the systemic and nonarticular manifestations of rheumatoid arthritis. 2023. UpToDate. https://www.uptodate.com/contents/overview-of-the-systemic-and-nonarticular-manifestations-of-rheumatoid-arthritis (2025/1/23)

13) 懸田克躬，大熊輝雄，島薗安雄，他編．現代精神医学大系 14 症状精神病．東京: 中山書店; 1976.

CASE 4

脱毛クリニックでの施術中に会話が通じなくなった男性

はじめに　近年，美容医療は非常に身近なものになっています．最近の調査では女性の 11.2％，男性の 7.2％に利用経験があり，特に 20 代では女性で 27.8％，男性で 17.4％に利用経験がある，というアンケート調査があります[1]．このアンケートの中で，施術に抵抗がないと回答した人の割合は男女とも 40％程度，"施術したことを周囲に話す"と回答した人の割合は約 80％でした[1]．こういったアンケート結果をみると，美容医療に対する心理的ハードルはかなり下がってきているのだと思います．ただ，美容医療が一般的になって施術が増えるにつれ，有害事象の件数も増えることが予想されます．この若い男性は，脱毛クリニックでの施術後に長期間にわたる不穏状態を呈しました．

症例　20 代，男性

既往歴　5 年ほど前，パニック発作のため数回のメンタルクリニック通院歴あり

嗜好　アルコール：機会飲酒
喫煙：なし
違法薬物使用：なし

内服薬　なし

アレルギー　なし

生活歴　大学卒業後商社に勤務，妻と二人暮らし．

現病歴　5 年程前に職場のストレスで一時的に "電車に乗るときに不安になる" といった症状が出現，何度かメンタルクリニックに通院し処方を受けましたが，短期間で軽快しました．
1 年ほど前より脱毛クリニックに通い始め，6 ～ 8 週間隔で笑気麻酔を

利用して脱毛施術を受けていました．

入院3日前，脱毛施術のための笑気麻酔が開始された際に，本人が"何かがおかしい，効きすぎな気がする"と訴えたため，施術はいったん中止され，酸素吸入を受けました．その後本人が"体調がよくなったのでもう一度受けたい"と述べたため，笑気麻酔下での脱毛施術が再開されました．10分ほどしたところで全身の振戦が出現したため，再度中断されました．全身の筋緊張亢進を認め，全く動かなくなる状態と，"クロクロクロクロ"と目に見えたものの色を大声で叫ぶ状態とを30秒おきくらいに繰り返すようになりました．近医に救急搬送され，頭部CT，血液検査が行われましたが特記すべき異常を認めず，笑気中毒と診断されました．酸素吸入を受け，不穏状態が改善したため帰宅しました．

しかし，同日夜遅くに再度会話が成立しなくなり同院救急外来を再度受診しました．救急医診察時，"黒だな！　赤だな！"，"絶対成功させましょうねー"，"死ぬ前に家族に会いたい．寝たら死にそうな気がする"など，全く意味不明な言動が続いていたため入院となりました．急性発症の経過から脳炎を疑われ，髄液検査，造影MRI検査が行われましたが明らかな異常を認めませんでした．その後，時折会話が成立するときがあるものの，突然起き上がったりする様子，"シロシロシロシロ"など，同じ言葉を繰り返すためてんかん発作の可能性を疑われ抗てんかん薬が投与されるとともに，緊張病を疑われジアゼパムの定時投与が行われました．また，不穏状態に対してミダゾラム，ハロペリドールが投与されました．しかし改善は乏しく，行動は突発的で予想がつかず，一般病棟での管理が困難と判断されたため，当院に転院となりました．

精神科診察

転院時，プロポフォールによる鎮静下で搬送されてきましたが，当院到着時には覚醒していました．申し送りで付き添い医師から"救急車内でプロポフォール50 mLのうち8 mLを使用しました"という発言がありましたが，その後から"50505050505050"と大声で叫び始めました．開眼していましたが一点凝視しており，意思疎通は全くできず，四肢の他動運動には強い抵抗を認めました．しばらくすると両上肢を挙上した姿勢のまま反応がなくなってしまいました．鎮静のためにジアゼパムを投与したところ疎通は改善することなく入眠に移行しました．

第3章 ● カメレオンと緊張病（カタトニア）

> 緊張病状態を呈しているようですが，ベンゾジアゼピンに反応していない
> ようです．どのようなことを考えたらいいでしょうか？

身体所見　BP 143/107 mmHg, HR 110/min, RR 24/min, SpO$_2$ 97％（室内気），
BT 37.1℃, E4V4M6
発汗著明，四肢筋緊張亢進
カタレプシーあり
他動運動に強い抵抗あり
明らかな麻痺なし
腱反射亢進なし

検査結果　血液検査: WBC 7,440/μL, Hb 14.1 g/dL, MCV 98 fl, MCH 38％,
Plt 236,000/μL, TP 7.1 mg/dL, Alb 4.33 mg/dL, BUN 11.7 mg/
dL, Cr 0.90 mg/dL, Na 141 mEq/L, K 3.8 mEq/L, Cl 106 mEq/L,
Ca 8.6 mg/dL, iP 2.8 mEq/L, Mg 2.2 mg/dL, AST 24 IU/L, ALT 17
IU/L, CK 357 IU/L, Glu 91 mg/dL, CRP 0.105 mg/dL
T4 1.07 ng/dL, TSH 0.371 MIU/mL, HBs 抗原 陰性，HCV 抗体 陰性,
TPHA 陰性，RPR 陰性，HIV 抗体 陰性
ビタミン B1, B12 ともビタミン投与前の採血なし
尿薬物スクリーニング検査: ベンゾジアゼピンのみ陽性
髄液検査: 細胞数 1/μL（単核球 1, 多核球 0），蛋白 25.1 mg/dL, 糖
61 mg/dL, 抗 NMDA 抗体 陰性
造影 MRI: 明らかな異常なし
脳波: 明らかな異常なし

入院後経過　入院後，ジアゼパムの定時投与を継続する方針としましたが，覚醒して
いる時間は相変わらず疎通がとれず，同じ言葉を繰り返し叫ぶ状態が続
きました．状態像は緊張病状態と考えられましたが，ベンゾジアゼピン
による治療では改善が認められず，どちらかというと悪化傾向にみえま
した．精神科的な既往が乏しく，急性かつ初発の緊張病状態であり，精

神疾患として治療を強化するのはリスクが高いと考え，原因について再検討することにしました．脳炎の可能性を再検討するとともに，笑気吸入後であったことから笑気中毒の可能性を再考したところ，笑気がビタミンB12を不可逆的に不活化することと，治療としてメコバラミンが使用されることがある，という文献がみつかりました．入院2日目よりメコバラミン筋肉注射を開始したところ，入院3日目にはほとんどの時間で会話が可能な状況を維持できるようになりました．入院4日目には，"ここに入院した時のことは全く覚えていません．それ以外の記憶は断片的です．救急外来だったり，病室だったり"，と想起できるようになりました．10日間ほどで退院となり，退院後に向精神薬を減量，中止しましたが特に問題が生じなかったため，終診としました．

笑気中毒（ビタミンB12欠乏による緊張病状態）

　笑気ガスは，さまざまな地域で風船から吸入する形で乱用されており，別名"ハッピーバルーン"とよばれています．イギリスでは，若年層において大麻の次に乱用されている薬物であると報告されています[2]．医療においては吸入麻酔薬として使用されていましたが，術後の吐き気，術後合併症の頻度が高くなるという報告から，現在では全身麻酔にはあまり用いられなくなっています[3]．一方で，意識を保持した状態を目標とした低濃度笑気麻酔は，呼吸抑制が弱く安全性が高いことから，歯科麻酔や美容処置時の麻酔として現在も頻用されています．笑気はNMDA受容体，GABA受容体，内因性オピオイド受容体などに作用して鎮痛作用，鎮静作用を発揮します．また，コバルトイオンを酸化することによりビタミンB12を不可逆的に不活化することが報告されています[4]．これは機能的不活化であって，ビタミンB12の測定値自体は低下しないことに注意が必要です[4]．ビタミンB12欠乏では血液学的異常や神経学的異常に先行して精神症状が出現することがあり，緊張病状態も報告されています[5]．

第3章 ● カメレオンと緊張病（カタトニア）

症例のポイント ▷▷▷

　症例の経過だけ読んでいただくと，あたかも診断がわかっていたかのように見えるかもしれませんが，全くそんなことはありません．本症例は昏迷，姿勢保持，興奮，常同症などを認め，緊張病状態を呈していました．DSM-Ⅳにおいて緊張病は統合失調症の亜型として記載されていましたが[6]，DSM-5 においては独立した症候群として扱われています[7]．そして，今日において緊張病は統合失調症に特徴的な臨床像ではなく，気分障害，認知症，発達障害などさまざまな精神疾患，および脳炎，てんかん，薬物中毒，内分泌疾患など多くの身体疾患が原因で起こりうる臨床像ととらえられています[8]．精神症状の側からみると，**緊張病状態は"脳炎を疑うべき精神症状"として記載されています**[9] ☞第 3 章総論 p.127．

　本症例では，転院時点ですでに造影 MRI，髄液検査，脳波検査などにより器質疾患の除外は十分行われていました．転院後の方針としては，精神疾患を発症したととらえて高用量ベンゾジアゼピン投与や mECT といった緊張病の治療を強化する方向性と，再度緊張病の原因となる身体疾患を洗いなおすという方向性が検討対象でした．病歴を見直してみたうえで，急性発症かつ急激な悪化であること，同居している妻からみても顕在発症以前に精神的変調が認められていなかったこと，ベンゾジアゼピンによる改善がほとんどなかったことなどから，やはり精神疾患の経過として非典型的だと考え，まずはもう一度身体疾患を洗いなおす方針としました．脳炎の可能性を再検討するために神経抗体検査を提出し，あわせて直前の笑気使用と関連した症候群がないか文献にあたりました．結果的に，笑気の慢性乱用者ではビタミン B12 欠乏を起こすことがわかりました[4]．本症例では慢性使用でも乱用でもなく，なおかつビタミン B12 欠乏症の典型的な臨床像とはかなり異なっていましたが，髄液所見正常，MRI 正常の患者に対して，脳炎／脳症を念頭にステロイドパルスに踏み切るよりは副作用が少ないことから，まずビタミン B12 投与を試みてみようと考え，結果的に奏効したというのが実際のところです．

　精神疾患と診断される前に身体疾患を除外するべき，というのは精神医学の教科書に繰り返し述べられており，ある意味大前提となっている考え方です．しかしながら，標語になってしまっているがゆえに**時として身体疾患の除外は容易ではない**，という重要な事実が忘れ去られていると思います．不明熱という概念があるように，精神症状以外でも原因疾患の特定が難しいことは珍しくありません．診断がつかない時，何か重大な疾患が隠れている可能性を念頭に置きながら経過観察するという

CASE 4 ● 脱毛クリニックでの施術中に会話が通じなくなった男性

方針をとるのは内科診療で一般的なことだと思います．この場合には，何か他の症状が出現した際に，新規症状と発熱を組み合わせて鑑別を再考するというプロセスがとられると思います．では，精神症状に関してはどうでしょうか．一度精神疾患とラベリングされてしまうと，精神疾患以外の診断が再検討されることがないまま，症状が残存していれば治療が強化されていくことがほとんどです．実際，緊張病状態が改善しなかったために mECT に踏み切ったところけいれん重積状態となり，実は脳炎であったことが判明した患者さんを診療したことがあります．前述の通り，精神科診療においては "精神疾患と診断される前に身体疾患を除外するべき" という標語があります．この標語はあまりにも当然のことと捉えられているため，精神科医の中に "一度内科で精査されると身体疾患が完全に除外されている" という強い認知バイアス（あえてバイアスという表現を使っています）が形成されているのだと思います ☞第3章コラム3 p.123．本書のテーマそのものでもありますが，精神疾患を呈する身体疾患の鑑別リストは膨大で稀少疾患が多く含まれており，時として身体疾患の除外は容易ではありません．特異な精神症状を呈している患者さんを内科医が見慣れているわけではありませんから，内科診療における鑑別リストが不完全なものになるのはある意味当然ともいえます．個人的には，激しい精神症状が存在しても，初発の精神症状であって，精神疾患の類型から著しく外れているものは身体疾患に起因する精神症状の可能性を全て洗いなおし，必要があれば侵襲的な検査も検討するべきだと考えています．徹底的な精査が必要である患者さんを拾い上げるには精神医学的症候学から判断するのが最も効率的であり，今日において衰退しつつある古典的な精神医学的症候学が日常臨床に最も寄与できる部分は実はここなのではないかと思っています．

◆文献

1) リクルートライフスタイル．https://hba.beauty.hotpepper.jp/wp/wp-content/uploads/2020/12/census_biyoiryo_20201203.pdf（2025/1/27 アクセス）
2) Farmer J, Romain K, Ibrahim M, et al. The neuropsychiatric effects of nitrous oxide and low vitamin B12. BJPsych Advances. 2022; 28: 216-25.
3) Myles PS, Leslie K, Chan MT, et al; ENIGMA Trial Group. Avoidance of nitrous oxide for patients undergoing major surgery: a randomized controlled trial. Anesthesiology. 2007; 107: 221-31.
4) Paulus MC, Wijnhoven AM, Maessen GC,et al. Does vitamin B12 deficiency explain psychiatric symptoms in recreational nitrous oxide users? A narrative review. Clin Toxicol (Phila). 2021; 59: 947-55.
5) Alhujaili NA. Catatonia and vitamin B12 deficiency - a hidden cause? a review article. Eur

第3章 ● カメレオンと緊張病（カタトニア）

Rev Med Pharmacol Sci. 2023; 27: 3294-9.

6) American Psychiatric Association. 高橋三郎, 大野　裕, 監訳. DSM-Ⅳ-TR 精神疾患の分類と診断の手引き. 東京: 医学書院; 2003.

7) American Psychiatric Association. 高橋三郎, 大野　裕, 監訳. DSM-5 精神疾患の分類と診断の手引き. 東京: 医学書院; 2014.

8) Heckers S, Walther S. Catatonia. N Engl J Med. 2023; 389: 1797-802.

9) Pollak TA, Lennox BR, Müller S, et al. Autoimmune psychosis: an international consensus on an approach to the diagnosis and management of psychosis of suspected autoimmune origin. Lancet Psychiatry. 2020; 7: 93-108.

COLUMN

3. 認知バイアスと精神科臨床

1999 年, 米国医学研究所は "To err is human" という調査レポートを発表しました. この中で, アメリカでは毎年 44,000 ～ 98,000 人が回避可能な医療過誤で死亡していると報告し, 医療事故防止の取り組みを強化することを宣言しました[1]. 奇しくも 1999 年は, 横浜市立大学病院で患者取り違え事故が起き, 都立広尾病院で消毒薬を誤って静脈内投与する事故が起きた年でもあります. 前述の調査レポートの中では, 人間は誰しも間違えるということを前提に, システムの改善が重要視されていました. 日本でも, 患者さんにリストバンドを装着するようになり, 消毒薬は個包装になり, 昔に比べて大きな間違いが起こりにくい環境になってきたと感じます.

近年の報告では, 医療過誤による死亡者数は 1999 年のレポートよりもずっと多いのではないかと見積もられています. 2016 年の報告では, 医療過誤による死亡者数は 400,000 人以上ではないかと推計されており, アメリカにおける死因の第 3 位に相当するとされています[2]. こういった中, 2015 年に米国医学研究所は "Improving diagnosis in health care" という調査レポートの中で, 医療過誤のもう一つの重要な要因として, について報告しました[3]. 1999 年のレポートに基づく取り組みはシステム改善によるエラー回避に焦点を当てていたのに対して, 医療従事者による判断ミスというヒューマンファクターに焦点を当てたのが 2016 年の報告です. 入院の必要性, 検査の必要性, 治療選択など, 医師の業務は情報収集・解釈と意思決定の連続ですので, 一連のプロセスにおけるエラーを減らしていくことは医療安全上きわめて重要な課題です. この診断エラーは単純な知識不足で起こることは少なく, 主な原因は認知バイアスであると考えられています[4].

認知バイアスは, 1970 年代に心理学者のダニエル・カーネマンとアモス・ツヴァースキーによって初めて提唱された概念で, 人間が情報を処理する際に, 客観的な現実から逸脱し, 主観的な見解や判断を形成する傾向のことを指します[5]. 例えば, 精神疾患を持っている患者さんの症状は精神疾患に起因するものと解釈したくなる, というのは diagnostic overshadowing という認知バイアスです[6]. この認知バイアスは 100 種類以上報告されており, さまざまな局面で我々の意思決定に影響を与えています[7]. ちなみに, 内科的臨床推論でよく出てくる, 直感的思考（システム 1）と分析的思考（システム 2）の二重過程理論も 図1 , ダニエル・カーネマンが提唱した

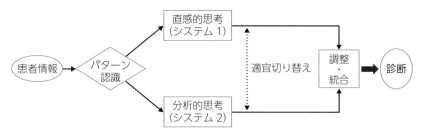

図1 診断思考過程のデュアルプロセスモデル
この図におけるパターン認識は，精神科診断における類型診断には類似性がある（第4章総論 p.142 を参照）．
(Croskerry P, et al. BMJ Qual Saf. 2013; 22 Suppl 2: ii58-ii64[11]) を参考に作成）

ものです[8]．

　医師の判断に大きな影響を与えるものという文脈で，内科臨床ではこの認知バイアスという言葉が重要視されるようになってきています．一方で，精神科臨床では患者さんの認知の歪みという言葉は一般的でも，医師の認知バイアスについてはほとんど意識されていないように思います（PubMed で精神科治療者の認知バイアスに関する論文を検索したところ，2本しか見つけられませんでした[9,10]）．これにはおそらくいくつかの要因が関与していると思います．まず，精神科では歴史的に，認知面のバイアスより治療者の感情面のバイアスに焦点があてられ，"逆転移"という別の専門用語で表現されてきたことがあげられると思います．そして，もう一つの要因として，認知バイアスが診断エラーと結びつく形で注目されてきたことがあげられると思います．精神科領域では，診断エラーを客観的に証明することが極めて難しいため，認知バイアスに気づきにくいのだと思います．

　一方で，本書でとりあげている器質性精神病の診断においては，精神科診療の中でも診断エラーを客観的に検証することができます．特に多いのは，原因疾患の精査を行わなくてはならない状況で，精神科診断システムの枠組みの中で診断し経過観察してしまう，というものだと思います（☞第4章総論 p.142）．こう書くと，精神科医が診療する際には，内科医によって身体疾患が除外されているはずだ，というふうに思う方がいるかもしれません．しかし，"内科医が身体疾患ではないと言っているのだから精神疾患に違いない"というのは，まさに精神科医の認知バイアスなのです．100％身体疾患が存在しない，というのは証明することが極めて困難な，いわゆる悪魔の証明です．診療主体が内科から精神科に移る際，"一定の確率で器質性精神病の患者が紛れ込んでくる"というのが客観的な事実なのです．さらなる問題は，身体疾

COLUMN 3 ● 認知バイアスと精神科臨床

患が存在していないという前提が生む認知バイアスにあります．例えば，正常化バイアスによって，実際には存在している神経症状や異常な検査値が意識の外に追いやられてしまう，ということが起こります．また，意識状態悪化に伴い活気がなくなっているだけなのに，確証バイアスによって"精神科薬物療法によって患者さんの精神症状が改善している"と判断してしまうこともあります．これらの認知バイアスが患者さんの転帰を悪化させることがあるのは，ご理解いただけるのではないでしょうか．

若い精神科医から，器質性精神病を見逃さないためにはどうしたらいいかという質問をよく受けます．もちろん基本的な疾患の知識はあったほうがよいのですが，膨大な鑑別リストをすべて頭に入れておくのはベテラン内科医でも不可能です．より重要なのは，実際の症例に出会った時に振り返りを行い，典型的な精神疾患の経過や症候と異なっていた点を明確にしておくことです．そして，診断エラーが起こった理由を振り返ると認知バイアスの存在が見えてくるはずです．このプロセスを繰り返していくと，器質性精神病を見逃しにくくなると思います．

◆文献

1) Kohn LT, Corrigan JM, Donaldson MS. To err is human: building a safer health system. Washington: National Academies Press; 1999.
2) Makary MA, Daniel M. Medical error-the third leading cause of death in the US. BMJ. 2016; 353: i2139.
3) Committee on Diagnostic Error in Health Care; Board on Health Care Services; Institute of Medicine; The National Academies of Sciences, Engineering, and Medicine. Improving Diagnosis in Health Care. Balogh EP, Miller BT, Ball JR, editors. Washington: National Academies Press; 2015.
4) Graber ML, Franklin N, Gordon R. Diagnostic error in internal medicine. Arch Intern Med. 2005; 165: 1493-9.
5) Wikipedia. Cognitive bias. https://en.wikipedia.org/wiki/Cognitive bias（2025/1/27 アクセス）
6) Shefer G, Henderson C, Howard LM, et al. Diagnostic overshadowing and other challenges involved in the diagnostic process of patients with mental illness who present in emergency departments with physical symptoms--a qualitative study. PLoS One. 2014; 9: e111682.
7) Croskerry P. From mindless to mindful practice--cognitive bias and clinical decision making. N Engl J Med. 2013; 368: 2445-8.
8) ダニエル・カーネマン，著，村井章子，訳．ファスト＆スロー（上下巻）あなたの意思はどのように決まるか？ 東京: 早川書房; 2014.
9) Yager J, Ritvo AD, MacPhee ER. Psychiatrists' cognitive and affective biases and the practice of psychopharmacology: why do psychiatrists differ from one another in how they view and prescribe certain medication classes? J Nerv Ment Dis. 2022; 210: 729-35.
10) Yager J, Kay J, Kelsay K. Clinicians' cognitive and affective biases and the practice of

psychotherapy. Am J Psychother. 2021; 74: 119-26.

11) Croskerry P, Singhal G, Mamede S. Cognitive debiasing 1: origins of bias and theory of debiasing. BMJ Qual Saf. 2013; 22 Suppl 2:ii58-ii64.

総論

緊張病（カタトニア）という症候群

はじめに ▷▷▷

　緊張病は近年精神科のみならず，救急，ICU，内科領域でも注目を集めており，論文数も増加傾向にあります．2023 年には NEJM に総説が出されていますが，この総説では救急，内科，精神科と 3 つの臨床現場における緊張病について解説されています[1]．さまざまな臨床場面でみられる病態であることと，特徴的な臨床像から，精神科医からみると身体疾患が関連している病態ととらえられ，内科医からみると意識障害ではなく精神疾患にみえる，という特徴があります．両者が反対側の視点からこの緊張病という状態像を見ているため，ミスコミュニケーションが生じやすく，結果としてなかなか診療がすすまないこともあります．本稿では緊張病の疾患概念の変遷に触れつつ，とかく押し付け合いとなりやすいこの状態像に対して精神科と内科で連携するための方法論について考えてみたいと思います．

緊張病の歴史 ▷▷▷

　緊張病（カタトニア）は，ドイツの医師，Kahlbaum による 1874 年の記載が最初とされています[2]．Kahlbaum は，昏迷と興奮状態を呈する 26 人の患者を“カタトニアまたは緊張病”としてまとめたのですが，記載された患者は双極症，統合失調症といった精神疾患のみならず，腹膜炎，結核，神経梅毒といった疾患を伴っていたと推測されています[2]．奇しくも，緊張病の最初の記載は，現在の概念にかなり近いものだったのです．その後，この緊張病という疾患概念はドイツの精神科医，Kraepelin により統合失調症の一亜型に位置づけられました．しかしながら，1970 年代頃より，緊張病状態は統合失調症のみならず気分障害，発達障害，薬物，身体疾患などさまざまな原因でみられることが再び報告されるようになりました[2]．そして，DSM-IV から DSM-5 への改訂に際して，緊張病は統合失調症とは独立した疾患概念として記載されることになったのです[3]．DSM-5 では“統合失

第3章 ● カメレオンと緊張病（カタトニア）

調スペクトラム症および他の精神症群"のカテゴリーに分類されていますが，ICD-11ではさらに一歩進んで，緊張病は統合失調症から完全に独立したカテゴリーに分類されています[4]．

緊張病という状態像のとらえ方 ▷▷▷

DSM-5の診断基準をみると，この緊張病の診断が他の精神疾患とは少し異なった建て付けになっていることがわかります 表1 ．というのも，緊張病自体が"他の精神疾患に関連する緊張病"というカテゴリーとなっており，精神疾患の診断がついた上で緊張病と診断されるという診断基準になっているのです．これは，緊張病状態がさまざまな精神疾患で起こりうるという観察からきているものですが，逆にいえば精神疾患が重症化した場合にみられる共通した状態像であるという考え方も成立します．現在一般的となっている緊張病概念はFinkとTaylorによって提唱されたものですが，"原因となる精神疾患の治療とは別に，緊張病状態の治療として早期のベンゾジアゼピン投与とmECTが重要"という点が強調されています[1,2]．これは，内科臨床における細菌感染症と敗血症の関係によく似ています．重症感染症による免疫システムの過剰反応として，敗血症という**共通した臨床像**が存在しており，感染症に対する抗菌薬治療に加えて**敗血症に対する治療として蘇生バンドルが重要である**ことが強調されています[5]．緊張病は，精神疾患には珍しく"病"がついていますが，実際には疾患単位ではなく"状態像"を指し示す用語です．そして，敗血症と同様に，"状態像"に対して特異的治療が必要であるという考え方から発展してきた概念なのです[2]．

緊張病概念の混乱 ▷▷▷

この緊張病概念は多くの精神科医に受け入れられ，治療選択にもかなり影響を与えたと思います．その一方で，2000年代以降，緊張病が救急外来，ICU，内科病棟などさまざまな場面で見られることが報告されるようになり，さまざまな身体疾患によって緊張病状態が起こりうることが認識されるようになりました[1]．緊張病の原因が身体疾患である割合は，報告によって4～46%と大きな幅がありますが[6]，約半数が身体疾患を原因としているような臨床場面も存在しうるということが示唆されます．緊張病はもともと精神疾患の診断枠組みの中で発展してきた概念なので

総論 ● 緊張病（カタトニア）という症候群

表1 DSM-5-TR における緊張病 / カタトニアの診断基準

● 他の精神疾患に関連する**緊張病 / カタトニア（catatonia）** 他の精神疾患の診断 + A 項目のみ
● 他の医学的疾患による緊張病性障害 / カタトニア症（**catatonic disorder**） A ～ E 項目を満たす

A. 以下の症状のうち 3 つ（またはそれ以上）が優勢である	
症状	説明
（1）昏迷	無反応，活動低下を認め，重症例では無言・無動で痛み刺激にも反応しない．狭義には意識障害を認めないものとされているが，急性期や初発のケースでは鑑別困難であり，意識障害で同様の症状を呈しているものも含めるほうが現実的
（2）カタレプシー	他動的に取られた姿勢をそのまま保持する
（3）蠟屈症	他動運動に対してはじめは抵抗があるが，次第に動かされるままとなる．ろうそくを曲げるのに似ている
（4）無言症	言葉での反応がないこと
（5）拒絶症	検者の操作に抵抗する．他動運動に対して，強くても弱くても操作された強さと同じ力で抵抗する．あるいは指示動作を拒否する
（6）姿勢保持	自発的・能動的に特定の姿勢を取りつづける
（7）わざとらしさ	普通の動作を大げさ，奇妙にする
（8）常同症	目的のない行動を繰り返す
（9）外的刺激の影響によらない興奮	
（10）しかめ面	
（11）反響言語	他人の言葉を真似する
（12）反響動作	他人の動作を真似する
B. 病歴，身体診察，臨床検査所見から，その障害が他の医学的疾患の直接的な病態生理学的結果であるという証拠がある	
C. その障害は，他の精神疾患（例：躁エピソード）ではうまく説明されない	
D. その障害は，せん妄の経過中にのみ出現するものではない	
E. その障害は，臨床的に意味のある苦痛，または社会的，職業的，または他の重要な領域における機能の障害を引き起こしている	

（Fink M, 他．鈴木一正，訳．臨床医のための診断・治療ガイド．東京：星和書店；2007[2]），日本精神神経学会（日本語版用語監修），高橋三郎・大野 裕（監訳）：DSM-5-TR 精神疾患の診断・統計マニュアル．医学書院，2023 を参考に作成）

すが，身体疾患を原因とする緊張病状態が同じように精神疾患の診断枠組み内で扱われるようになったことから，この概念に誤解や混乱が生じていると思います．こ

129

第3章 ● カメレオンと緊張病（カタトニア）

の混乱について少し整理していきたいと思います．ちなみに，DSM-5 は精神疾患に関連するものを緊張病 / カタトニア（catatonia）とし，他の医学的問題によるものを緊張病性障害 / カタトニア症（catatonic disorder）として区別しています 表1 [3]．ICD-11 では精神疾患によるもの，薬物によるものを緊張病 / カタトニア（catatonia），身体疾患によるものを二次性緊張病症候群 / 二次性カタトニア症候群（secondary catatonia syndrome）としています [4]．

精神科における混乱—緊張病と意識障害の有無 ▷▷▷

　緊張病は意識障害を伴わないものである，という思考を持っている精神科医が多いと思います．これは，日本の精神科臨床で緊張病よりも一般的だった"昏迷"という概念からきているものではないかと思います．"昏迷"は緊張病の診断基準に含まれており，中核症状の一つであると考えられています [2]．ただ歴史をひもとくと，"昏迷"という概念は，20 世紀初頭にドイツの精神科医，Jaspers によって提唱されたもので，緊張病とは少し出自が異なっています．Jaspers は昏迷を，"覚醒しているが外界に反応しない無言無動を呈する症候群"として提唱しました [7]．ここに記載されている通り，"昏迷"は"覚醒している"，つまり意識障害がない状態と定義されていたのです．本邦では"昏迷"のほうがなじみ深い概念であったため，昏迷を中核症状とする緊張病も意識障害を伴わないものを指す，ととらえられるようになったのではないかと思います．本邦ではもともと昏迷を緊張病性，うつ病性，解離性に分類してきた歴史があり [8]，昏迷と緊張病の関係性は，部分症状というよりもオーバーラップが存在する別の概念としてとらえられていました．詳しく知りたい方は文献を参考にしてみてください [7,8]．

　緊張病の診療において意識障害の有無を問題にしてしまうと，"状態像に対して早期治療を行う"という緊張病概念のコンセプトが大きく損なわれてしまいます．というのも，無言無動を呈している患者の意識状態を評価することは極めて難しいため，会話ができる状態になった時に昏迷だった時期の記憶があるかどうかでしか，意識障害の有無を評価することができないのです [9]．結局のところ意識障害の有無は後方視的にしか確認できないので，ここにこだわってしまうと早期治療はできなくなってしまいます．脳波が有用であるという意見があるかもしれませんが，完全な正常脳波でない限り自信をもって意識清明であると判断することは困難です．今日の緊張病概念は脳炎に起因するものも含む幅広い概念であり，原因が精神疾患で

130

あろうが身体疾患であろうが，**意識障害の有無は問題にされていません**[1,2]．しかしながら，精神科サイドでは，意識障害をきたす原因疾患が十分に除外されていることが緊張病と診断するための前提，と考えている精神科医が多いため，"まず内科で検査を受けてください"となってしまうわけです．

内科における混乱—緊張病とせん妄 ▷▷▷

　精神科領域における今日の緊張病概念は，基礎疾患に対する治療とは別に，早期のベンゾジアゼピン投与と mECT が重要な状態像，として Fink と Taylor により確立されました[1,2]．このニュアンスから考えると，"意識障害と間違われやすい，治療可能な緊張病という精神疾患を早期発見し早期治療に結びつけることが重要である"という内科医へのメッセージに感じられると思います．このメッセージを受けた内科医が，"緊張病が疑われる患者は精神科医に早期にコンサルトするべきだ"と考えるのは当然だと思います．しかしながら，上段に書いたようにこの考え方は精神科医の考え方とだいぶ異なっており，コミュニケーションエラーの原因となっています．ここでは，内科臨床において緊張病をどのような疾患概念ととらえるのが適切なのかを考えてみようと思います．

　最近の論文では，内科臨床におけるせん妄と緊張病の鑑別が問題にされています[10-14]．診断基準にもある通り，せん妄は意識障害そのものなのですが **表2** ，錯乱状態や興奮といった行動上の問題を中心にまとまってきた概念であるため，精神疾患に分類されています[15]．最近の研究では，せん妄の診断基準を満たす患者のうち 10 ～ 40％が緊張病の診断基準を満たし[11-13]，逆に緊張病の診断基準をみたす患者のうち，80 ～ 90％はせん妄の診断基準も満たすことが指摘されています[12,14]．そういった視点でせん妄の診断基準を見てみると，病型の記述には"昏迷"という緊張病の診断基準にある症状も記載されています **表2** ．夜間は興奮しているものの，日中は無言，無動状態となって拒否的態度をとる，という状態はせん妄でよくみられるものだと思いますが，実はこういった患者さんも緊張病の診断基準を満たしてしまいます．緊張病の診断基準には"せん妄の時期だけに起こる症状ではない"と書かれていますが，せん妄の時期だけに起こっているかどうかは，当たり前ですが後方視的にしかわかりません．では，こういった患者さんに緊張病を疑いベンゾジアゼピン投与を行うべきかというとそうではなく，通常のせん妄（意識障害）として対応すれば十分だと思います．こういった点から，精神科医の中では内科病棟

第3章 ● カメレオンと緊張病（カタトニア）

表2 せん妄の診断基準

A. 環境の認識の減少が伴った注意の障害（すなわち，注意を方向づけ，集中，維持，転換する能力の低下）
B. その障害は短期間の間に出現し（通常数時間～数日），もととなる注意および意識水準からの変化を示し，さらに1日の経過中で重症度が変動する傾向がある
C. さらに認知の障害を伴う（例：記憶欠損，失見当識，言語，視空間認知，知覚）
D. 基準AおよびCに示す障害は，他の既存の，確定した，または進行中の神経認知障害ではうまく説明されないし，昏睡のような覚醒水準の著しい低下という状況下で起こるものではない
E. 病歴，身体診察，臨床検査所見から，その障害が他の医学的疾患，物質中毒または離脱（すなわち乱用薬物や医薬品によるもの），または毒物への曝露，または複数の病因による直接的な生理学的結果により引き起こされたという証拠がある

過活動型：その人の精神運動活動の水準は過活動であり，気分の不安定性，焦燥，および／または医療に対する協力の拒否を伴うかもしれない

低活動型：その人の精神運動活動の水準は低活動であり，昏迷に近いような不活発や嗜眠を伴うかもしれない

混合型：その人の注意および意識は障害されているが，精神運動活動の水準は正常である．または，活動水準が急速に変動する例も含む

〔日本精神神経学会（日本語版用語監修），高橋三郎・大野　裕（監訳）：DSM-5-TR精神疾患の診断・統計マニュアル．p653，医学書院，2023より〕

やICUで行われた研究に対して診断の妥当性を疑問視する意見もありますが，実臨床において精神科医でもせん妄と緊張病の鑑別が難しいケースはよくあります（だからこそ身体疾患を除外してほしいと考えるわけです）．個人的には，**せん妄を含む意識障害患者の一部は緊張病状態を呈することがある**，と考えるほうが適切で，内科臨床においては"意識障害と間違われやすい，治療可能な緊張病という精神疾患を早期発見し早期治療に結びつけることが重要である"というメッセージは必ずしも妥当ではないと考えています．

　精神科医からは，ベンゾジアゼピンはせん妄を悪化させるし，抗精神病薬を緊張病に投与すると悪性症候群を発症することがあるのだから鑑別が重要である，という意見が出されることもあります[14]．しかしながら，笑気中毒の症例（☞第3章CASE4 p.116）や，抗菌薬脳症（☞第3章CASE2 p.97）の症例に関していえば，ベンゾジアゼピンと抗精神病薬のどちらを投与するかはさして重要ではなく，原因疾患の診断，治療のほうがはるかに重要です．NEJMの総説には，**内科臨床でみられる緊張病状態は珍しい疾患が原因となっていることが多いため徹底的な精査が必要である**，と記載されています[1]．"緊張病を見逃さずに治療をする"という視点は

もちろん重要なのですが，内科臨床においては"一見精神疾患のように見える緊張病状態であっても，原因疾患があることは珍しくないので，徹底的な精査を要する場合がある"という視点のほうが重要なのだと思います．

緊張病の混乱を整理する ▷▷▷

ここまでで，"緊張病を見逃さずに早期治療する"というメッセージと，"緊張病の原因疾患を徹底的に精査する"というメッセージが存在するというお話をしてきました．精神科医にとって前者のメッセージはすでに常識的な知識となっていますので，どうしても後者の"原因精査……"というメッセージのほうが気になってしまう傾向があります．一方で，内科医にとって意識障害の原因精査を行うのは当たり前の話なので，"早期発見，早期治療……"というメッセージが気になってしまうと思います．結果として内科医は精神疾患を積極的に疑い，精神科医は身体疾患を積極的に疑うというマインドセットになっているのではないでしょうか．

ここから先はデータが少ないので個人的な意見となりますが，精神疾患による緊張病と身体疾患による緊張病の間に，"**精神疾患を持つ患者に身体的侵襲が加わったことで発症する緊張病**"という一群を置くのがいいと思っています **図1** ．というのも，"身体疾患に起因する"と診断された緊張病のうち，多くの患者で精神疾患を合併していることが報告されています[16]．このカテゴリーにおいて，緊張病の原因となる身体疾患には電解質異常，急性腎不全，感染症，てんかん発作といった，意識障害の原因として一般的な疾患が多く含まれており[16]，精神疾患を持つ

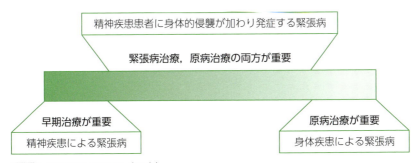

図1 緊張病の分類図（私案）
純粋な精神疾患によるものと，純粋な身体疾患によるものの間に大きなグレーゾーンが存在している．

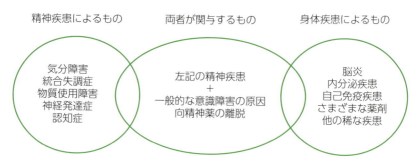

図2 各場面における緊張病の代表的な原因疾患
注：鑑別リストが膨大であるため，ここには代表的なもののみを取り上げています．
詳しい鑑別リストを知りたい方は文献16,19 をご参照ください．

ている患者さんでは，意識障害の表現型として緊張病状態を呈しやすいのかもしれません．これは裏を返せば，精神疾患を持っている患者さんでは**緊張病状態が意識障害の表現型として出現している可能性がある**ので，少なくとも一般的な意識障害の精査は行うべきである，ということを意味していると思います．これ以外にも，急性の身体疾患で入院した際には向精神薬が中止となることが多いと思いますが，入院治療経過において向精神薬の離脱によって緊張病状態をきたすケースも多く報告されています[16]．図2 に各カテゴリーの緊張病状態の代表的な原因疾患をまとめました．

　精神疾患を持つ患者に身体的侵襲が加わって発症する緊張病状態では，身体疾患，精神疾患のいずれかのみに原因を求めることは難しく，複合的な原因と考えるほうが適切です．治療に際しては，判明している身体疾患の治療を進めるとともに，並行して緊張病治療としてのベンゾジアゼピン投与を試みつつ，入院前後における向精神薬投与内容を再確認するのがよいと思います．データはありませんが，実際の臨床場面においてはこのカテゴリーに分類される患者さんが最も多いのではないかと感じています．

緊張病概念の考え方―内科医と精神科医が協力体制をとるために ▷▷▷

　真ん中にグレーゾーンが広がっているとどうしてもコンフリクトを生みがちです．身近なところでは，肺炎心不全問題があげられると思います．呼吸器内科医が

総論 ● 緊張病（カタトニア）という症候群

心不全と診断し，循環器内科医が肺炎と診断し，ER レジデントが間に挟まれてしまうのはよくある構図だと思いますが，実態は肺炎と心不全の合併であることが大半ではないでしょうか．この場面において医師間で診断が異なる原因は，病態ではなくマインドセットにあると思います．何科でもそうだと思うのですが，自分の専門領域の疾患は重症でもそれほど不安を感じないのですが，専門外の領域の疾患は専門医に軽症だと言われても不安を感じるものです．結果的に 2 つの病態が重なっている場合，より専門外の領域の診断に重きが置かれてしまうという事態が起こりがちです．

　緊張病もグレーゾーンが広いため，どうしてもコンフリクトが発生しやすくなります．内科医からすると，緊張病はどうしても奇妙な感じに見えると思います．軽度の低 Na 血症にもかかわらず一点凝視して全く動かない症例や [17]，尿路感染症治療開始 1 週間後に反応がなくなってしまった症例 [18] など，検査データから予測される症候や疾患経過から予測される状態像と，実際の臨床像のあいだに大きな差異があるため，内科医からすると精神疾患の影響が非常に大きいと感じられると思います．一方で，精神科医からすると，内科疾患治療中で検査データ異常もあるとなると，身体疾患治療に対する不安感もあいまって，精神症状の原因を身体疾患に求めたくなってしまいます．結果的に，精神科医からみると身体疾患が関連している病態ととらえられ，内科医からみると精神疾患にみえるという事態が完成してしまいます．ただ前述の通り，これはマインドセットと解釈モデルの差異にすぎません．関与度の差はあったとしても実態は両者の合併ですので，二分法自体に無理があるのです．この状況で，何科がみるべきか，という議論はほとんど役に立ちません．ここではあえて診療におけるポジティブな面に触れてみたいと思います．というのも，私自身は緊張病の診療を非常に魅力的に感じていて，むしろ症例を集めたいと思っています．ステロイド誘発性精神障害の症例のようにベンゾジアゼピンチャレンジテストに対する劇的な反応を経験すると，またやってみたくなる，という気持ちは多くの医師に共感してもらえるのではないでしょうか．また，笑気中毒，NMDA 受容体抗体脳炎，抗菌薬関連脳症など珍しい病態に出あう可能性が高いので，診断的なやりがいも感じますし，多くの症例報告のチャンスを得ることができます．

　そうはいっても不安があると楽しんで診療するのは難しいかもしれません．内科医にとっては精神症状の急激な変化，精神科医にとっては身体疾患の診断，治療が一番の不安材料だと思います．この不安材料はお互いの得意分野を持ち寄ることで

第 3 章 ● カメレオンと緊張病（カタトニア）

解決できると思います．興味深い症例を中心に，お互いの不安を解消できるような
関係が構築できたら素晴らしいと思います．

◆文献

1）Heckers S, Walther S. Catatonia. N Engl J Med. 2023; 389: 1797-802.
2）Fink M, Taylor MA. 鈴木一正，訳．カタトニア．臨床医のための診断・治療ガイド．東京：星
　　和書店；2007.
3）American Psychiatric Association. 髙橋三郎，大野　裕，監訳．DSM-5 精神疾患の分類と診
　　断の手引き．東京：医学書院；2014.
4）ICD-11 for Mortality and Morbidity Statistics. ICD-11 for Mortality and Morbidity Statistics.
　　https://icd.who.int/browse/2024-01/mms/en（2025/1/27 アクセス）
5）Evans L, Rhodes A, Alhazzani W, et al. Surviving sepsis campaign: international guidelines
　　for management of sepsis and septic shock 2021. Intensive Care Med. 2021; 47: 1181-247.
6）Solmi M, Pigato GG, Roiter B, et al. Prevalence of catatonia and its moderators in clinical
　　samples: results from a meta-analysis and meta-regression analysis. Schizophr Bull. 2018;
　　44: 1133-50.
7）安来大輔．昏迷とカタトニア（緊張病）再考．精神神経学雑誌．2018; 120: 106-13.
8）船山道隆．鑑別しにくい精神症状や行動障害をどう診分けるか 昏迷と緊張病．精神科治療学．
　　2017; 32: 15-9.
9）原田憲一．精神症状の把握と理解―精神医学の知と技．東京：中山書店；2008.
10）Oldham MA, Lee HB. Catatonia vis-à-vis delirium: the significance of recognizing catatonia
　　in altered mental status. Gen Hosp Psychiatry. 2015; 37: 554-9.
11）Wilson JE, Carlson R, Duggan MC, et al; Delirium and catatonia（DeCat）prospective cohort
　　investigation. Delirium and catatonia in critically ill patients: the delirium and catatonia pro-
　　spective cohort investigation. Crit Care Med. 2017; 45: 1837-44.
12）Ramirez-Bermudez J, Medina-Gutierrez A, Gomez-Cianca H, et al. Clinical significance of
　　delirium with catatonic signs in patients with neurological disorders. J Neuropsychiatry Clin
　　Neurosci. 2022; 34: 132-40.
13）Connell J, Kim A, Brummel NE, et al. Advanced age is associated with catatonia in critical
　　illness: results from the delirium and catatonia prospective cohort investigation. Front Psy-
　　chiatry. 2021; 12: 673166.
14）Tachibana M, Ishizuka K, Inada T. Catatonia and delirium: similarity and overlap of acute
　　brain dysfunction. Front psychiatry. 2022; 13: 876727.
15）Deksnytė A, Aranauskas R, Budrys V, et al. Delirium: its historical evolution and current in-
　　terpretation. Eur J Intern Med. 2012; 23: 483-6.
16）Jaimes-Albornoz W, Ruiz de Pellon-Santamaria A, Nizama-Via A, et al. Catatonia in older
　　adults: a systematic review. World J Psychiatry. 2022; 12: 348-67.
17）Peritogiannis V, Rizos DV. Catatonia associated with hyponatremia: case report and brief
　　review of the literature. Clin Pract Epidemiol Ment Health. 2021; 17: 26-30.
18）Doran E, Sheehan JD. Acute catatonia on medical wards: a case series. J Med Case Rep.
　　2018; 12: 206.
19）Rogers JP, Oldham MA, Fricchione G, et al. Evidence-based consensus guidelines for the
　　management of catatonia: Recommendations from the British Association for Psychophar-
　　macology. J Psychopharmacol. 2023; 37: 327-69.

136　　　JCOPY 498-22964

COLUMN
4. 精神科臨床における身体合併症の分類

　総合病院において，精神科病棟への転棟はさまざまな事情で決定すると思うのですが，不穏，暴力といった行動上の問題がきっかけとなることは少なくないと思います．不穏になるかどうかは合併している身体疾患と無関係に決まるため，結果的に精神科病床にはさまざまな身体疾患を持った患者さんが入院してきます．また，単科精神科病院では精神科医しかいないことも珍しくありませんので，身体合併症の診療を行わざるをえない状況がしばしば発生します．これらのやむにやまれぬ事情に加え，精神疾患患者の寿命が短いということが問題視されるようになったことで[1]，身体合併症診療の重要性を感じている精神科医は増えてきていると感じます．ただ，身体合併症という言葉に含まれる範囲が広すぎるため，"何から手をつけたらいいのかよくわからない"，"どこまで勉強したらいいかわからない"，という意見を精神科医からよく聞きます．そこで，精神科臨床でみかける身体合併症を分類してみました　表1　．

　Aは精神科薬物療法と関連したものです．精神科臨床における common な身体合併症の多くがここのカテゴリーに入ります．各専門診療科と協働する領域ですが，このカテゴリーの疾患では身体治療と向精神薬の調整をセットで考える必要がありますので，精神科医の関与度は高くなります．精神科病院では精神科医が単独で診療していることも多いのではないでしょうか．

　Bは本書で多く取り上げているようなケースです．各症例の経過でみられる通り精神科医と神経内科医，総合内科医の協働が欠かせません．症例の経過をみていただければわかる通り，精神科医がこのカテゴリーに精通しているかどうかで患者さんの転帰が大きく変わります．

　Cは総合内科医と精神科医が協働する領域です．精神科医からすると意外かもしれませんが，内科臨床で摂食障害の患者や緊張病の患者を診療する機会はほとんどありません（私が総合病院で内科医をしていた時には，どちらも一度も診療する機会がありませんでした）．診療経験のある内科医は多くありませんので，個人的には精神科医もある程度の知識をつけておいたほうがよいと思っています．

　Dは主に総合内科医と協働する領域です．このカテゴリーでは，身体疾患の発症に精神疾患が関与していることがほとんどです．精神症状の悪化や心理的なストレスが関与していることもあり，心身二元論で考えるよりも心身相関で考えたほうがよい領

第3章 ● カメレオンと緊張病（カタトニア）

表1 精神科臨床における身体合併症の分類

A. 精神科薬物療法と関連したもの
　誤嚥性肺炎，麻痺性イレウス，尿路感染症，パーキンソニズムなど

B. 精神症状を呈する身体疾患
　いわゆる器質性精神病や症状精神病
　可逆性が期待できるもの：脳炎，脳症，てんかん，自己免疫疾患，内分泌疾患など
　不可逆性のもの：頭部外傷後遺症，脳梗塞後遺症，神経変性疾患など

C. 精神疾患そのものと関連する身体合併症
　摂食障害における refeeding syndrome，心不全，電解質異常，逆流性食道炎など
　緊張病における肺塞栓，横紋筋融解症，褥瘡，脱水，悪性緊張病など
　アルコール依存症におけるウェルニッケ脳症，アルコール性ケトアシドーシス，肝障害，
　急性膵炎など

D. セルフケア不足／アドヒアランスと関連するもの
　低体温，熱中症，脱水，褥瘡など
　治療中断による慢性疾患の急性増悪

E. ヘルスケアリテラシーと関連するもの
　病院受診の遅れ，ワクチン未接種，健診未受診など
　不健康なライフスタイル，性的リスク行動など

F. 自傷行為と関連するもの
　リストカット，過量服薬，墜落，刺創，熱傷など

G. 精神疾患と関連しない身体合併症
　ありとあらゆる疾患

（筆者作成）

域です．精神科治療やソーシャルワークによって患者転帰が改善したり，救急受診が減ったりすることも期待できますのでマイナス面ではなくプラス面に目を向けて協働できるようになるといいと思っています．

　E はプライマリ・ケア医と協働する領域です．精神疾患を持つ患者さんは，精神科以外の通院先がなく定期健診を全く受けていないというケースが稀ではありません．患者さん単独では適切な受療行動ができないことが珍しくないため，精神科診療チームが適切な指導を行うか，精神疾患を持つ患者さんに理解がある医療機関と協働することが大切です．

　F は救急医と協働する領域です．リストカットや軽症の薬物中毒以外は専門治療が必要な病態が多いため，精神科医が知識を身につけるハードルは非常に高いと思います．精神科医が身体治療を身につけるというよりは，精神疾患の治療により身体治療をサポートするという形での協働体制が現実的だと思います．

　G は全ての身体疾患を含みます．当然のことながら，精神科医が全領域をカバーす

COLUMN 4 ● 精神科臨床における身体合併症の分類

ることは不可能ですので，Fと同様に精神疾患の治療により身体治療をサポートするという形での協働体制が現実的だと思います．

　まとめると，A〜Cの領域は精神科医が知識を持っていることで患者さんの転帰が改善すると思いますし，診療できる医師が増えてほしいと思います．一方で，F,Gに関しては精神科医が全て診療することは不可能ですから，専門科医にお任せする領域だと思います．D, Eに関しては精神科医が診療することも可能ですが，予防・診断・治療・ケアと多岐にわたる関わりが必要になるため，精神疾患の診療に理解をもつ総合診療医と協力しあえるシステムを作っていく努力のほうが大切だと考えています．

　精神科医が身体合併症の勉強を始めるのであれば，Aの領域から開始することをお勧めします．精神科臨床で頻繁に目にする病態が多いですし，向精神薬の調整で治療経過が変わってくるのでやりがいを持ちやすいと思います．実際の勉強法として，その場の対応でやっていたことをより広く，より深く勉強する方法をお勧めします．具体的には，誤嚥性肺炎の患者さんをみたときにお決まりの抗菌薬を投与するだけでなく，抗菌薬の選択根拠，抗菌薬無効の際の診断・治療の見直し方法などについて勉強していくイメージです．こういった方法で少しずつ診断・治療における考え方が身についていくと臨床スキルはだんだん上がっていくと思います．誤嚥性肺炎のほうから向精神薬の調整を考えると，抗精神病薬[2]のみならず抗コリン薬[3]も誤嚥性肺炎のリスクであることが知られていますから，精神症状やパーキンソニズムを悪化させずに減薬していく力が必要となります．向精神薬の増量は簡単にできますが，減薬する際には精神科医としての高いスキルが要求されます．身体合併症のことを考えられるようになると，精神科医としての臨床技能はより高まると思います．まずは身近なところから始めてみませんか？

◆文献

1) Walker ER, McGee RE, Druss BG. Mortality in mental disorders and global disease burden implications: a systematic review and meta-analysis. JAMA Psychiatry. 2015; 72: 334-41. doi: 10.1001/jamapsychiatry.2014.2502. Erratum in: JAMA Psychiatry. 2015; 72: 736. Erratum in: JAMA Psychiatry. 2015; 72: 1259.
2) Dzahini O, Singh N, Taylor D, et al. Antipsychotic drug use and pneumonia: systematic review and meta-analysis. J Psychopharmacol. 2018; 32: 1167-81.
3) Kose E, Hirai T, Seki T. Assessment of aspiration pneumonia using the Anticholinergic Risk Scale. Geriatr Gerontol Int. 2018; 18: 1230-5.

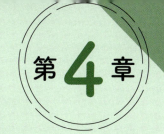

器質性精神病とは いったいなんなのだろうか

　本書では内科臨床でなじみ深い精神疾患ミミックという言葉と，精神科臨床でなじみ深い器質性精神病という言葉を対比させて使用してきましたが，実は両者の使われ方や言葉の意味するところには多少の違いがあります．

　精神疾患ミミックは診断基準の中の正式な言葉ではありませんが，器質性精神病は正式な診断カテゴリーとして使用されてきました．"されてきました"としたのは，DSM，ICDともこの言葉を正式な診断カテゴリーとして使用するのをやめたからです．これは，器質性精神病という言葉が使用されることで，統合失調症や気分障害といった内因性精神疾患には脳内の生物学的な病態が存在しないような印象を与えかねないという理由でした[1]．現在のDSMが精神疾患の精神分析的な病態理解から決別してできあがったことを考えると（第2章コラム1 p.63），この理由は十分納得できます．ICD-11でも器質性精神病のカテゴリーは廃止されましたので，この言葉は正式な用語ではなくなりました．

　また，精神疾患ミミックという言葉は，"精神症状をきたすけれど精神疾患ではない"というシンプルなカテゴリーを指すのに対して，器質性精神病という言葉が指し示す範囲はあいまいで，精神科医同士でも一致しない部分があります．

　このように，"器質性精神病"は輪郭がぼんやりした概念であり，正式な用語でもなくなりましたが，それでも"器質性精神病"あるいは"器質"という言葉はとても便利なので，当面は臨床現場で使い続けられると思います．本章では，この器質性精神病という言葉を歴史的な視点から振り返り，現代の臨床現場でどう生かしていくかを考えてみたいと思います．

◆文献
1) Spitzer RL, et al. Am J Psychiatry. 1992; 149: 240-4.

総論

器質性精神病とは
いったいなんなのだろうか？

〈注釈〉今日では器質性精神病という言葉自体が正式な用語ではなくなっていると思いますが，実際の精神科臨床では "特定されているかどうかにかかわらず，なんらかの身体因が想定される精神科状態像" のことを，"器質（＝器質性精神病）" という名前でよぶことが一般的であるためあえてこの用語を使用しました．

まずは症例をご覧ください．

症例

60代，男性．奥さんと二人暮らしで精神科受診歴はありません．

2カ月ほど前よりなんとなく元気がない様子で，少し様子が変だなと家族は感じていました．

1カ月ほど前より，食欲が落ち，不眠が出現．"何もやる気がしない"，と言って日中も横になっていることが増え，趣味の麻雀もあまりしなくなりました．同時期より物忘れが目立つようになり，携帯電話の操作もうまくできなくなったようで，"電話が壊れた" と言ってあまり触らなくなりました．

2週間ほど前から，"みんなグルでおとしいれようとしている" と述べ，家族に対しても拒否的態度をとるようになりました．妻が精神科の受診予約を取ろうとしましたが，早くても1カ月後になるとのことでした．

数日前よりほとんど動かない状態となり，食事，水分も摂れなくなったため，救急外来を経て精神科病院に入院となりました．入院時，無言無動状態でしたが，時折 "もうだめだ，もうだめだ" と繰り返していました．他動運動には抵抗がみられ，手を持ち上げるとしばらくそのままの状態を保持していました．

以下，入院担当レジデントと指導医のやりとりです（入院後2週間くらいのやり取りをまとめたものです）．

レジデント（以下，レ）： 先生この方の診断は何でしょうか？

総論 ● 器質性精神病とはいったいなんなのだろうか？

指導医（以下，指）：緊張病状態だね．抑うつ状態から始まっているからうつ病かなと思うけど，遅発緊張病や超遅発性統合失調症様精神病も考えられるね．年齢的には認知症の可能性もあるし，器質疾患の除外も必要だね．

レ：じゃあどうやって鑑別したらいいですか？

指：…….問診して，症状を観察して，家族から情報を集めるんだよ．それから薬物療法の反応を見ることも大事だね．

レ：検査はどうしたらいいですか？

指：入院時スクリーニングで採血，CT はやったんだよね？　あとは脳波と MRI をやったほうがいいと思うよ．

レ：CT，MRI とも特に異常はありませんでした．脳波は基礎波が遅めですが，突発波はないという判読結果でした．採血は CRP が 3 くらいですが，他は大丈夫そうです．

指：高齢者だし，脳波は少し遅めになるんだよね．CRP は気にするほどの数字ではないよね．念のため，意識障害の可能性について神経内科にコンサルトしといて．

レ：診察に十分な協力が得られなかったものの，神経学的所見は明らかなものはなく，検査上も大きな異常がないので精神疾患で矛盾ないのではないでしょうか，という返答でした．

指：まぁ，緊張病状態っぽいよね．

レ：治療はどうしたらいいですか？

指：緊張病としての治療を考えたほうがいいから，ジアゼパムを使うのがいいと思うよ．妄想もあるみたいだからハロペリドールも使っておこう．

レ：先生，熱が出てるみたいなんですが……

指：じゃぁ内科に依頼してよ．

レ：データが問題なく，熱源もはっきりしないので精神症状ではないかとの返信でした．

指：まぁ，確かに緊張病で熱が出るのは珍しくないしね．内科が問題ないっていうなら問題ないんじゃないかな．悪性症候群だと困るからとりあえずハロペリドールはやめておこうか．

レ：頻脈，発熱が続いているんですが……

指：自律神経症状も緊張病の特徴なんだよね．

レ：先生，入院時よりも反応が悪いような気がするんですが…….意識障害ではな

143

第 4 章 ● 器質性精神病とはいったいなんなのだろうか？

いでしょうか？

指: 意識障害の可能性もあるね．緊張病と意識障害は鑑別が難しいんだよ．回復した時に健忘があるかどうかだね．神経内科にはコンサルトずみだから経過をみよう．

レ: なかなか良くなってこなくて不安なのですが……

指: 治療効果は週単位でみていくものだよ．

レ: 先生，心停止です．

指: そうか，致死性緊張病だったのか．

　これは，私が医師 5 年目くらいの時に勉強会のために作成したスライドの抜粋です．緊張病では悪性症候群のリスクが高いことから，抗精神病薬投与開始を遅らせるのが最近のトレンドかと思いますが [1]，ここは古い記述ということでご容赦いただければと思います．さて，これは完全なデフォルメですが，精神科臨床において"器質性精神病"という診断名はこのケースのような文脈で使われることが珍しくありません．"内科医が大丈夫だというのであれば大丈夫なはずだ"，"神経内科医が意識障害でないというなら精神症状だろう"，"脳波と MRI に異常がなければ器質は否定的"，"経過観察しながら診断を確定していく"といったフレーズは，精神科医にとって身近なものだと思います．特に近年は画像検査が進歩したことから，"器質疾患の除外のために MRI，SPECT を行う"というフレーズをよく聞きます．こういったフレーズの繰り返しは，時としてこのデフォルメ症例のように最悪の転帰を招くことがあります．

器質性精神病とよぶために必要なこと—歴史的な視点から ▷▷▷

　ドイツの精神科医，Schneider は精神疾患を，① 心的あり方の異常変種，② 内因性精神病，③ 身体的基盤が明らかな精神病の 3 つに分類しました [2]．器質性精神病とは，③に相当する一群ですが，Schneider は身体的基盤が明らかであること，すなわち"精神症状の原因が身体的基礎疾患にあると判断できること"を求めました．そして，ここに分類する条件として，① 身体疾患を示唆する所見がある，② 身体疾患と精神症状の発症の間に時間的関連がある，③ 身体疾患の改善とともに症状が改善する，④ 典型的な外因性精神病の症状を呈している，をあげました [2]．この考え方は ICD-10 にも踏襲されています 表1 [3]．さらに，器質性精神病は急

144

総論 ● 器質性精神病とはいったいなんなのだろうか？

表1 器質性精神病の定義

Schneider による "身体的基盤をもつ精神病" の定義
1. 重要な身体的所見
2. 身体的所見と精神病との間の明白な時間的関係
3. 両者の経過の間に見られる一定の平行関係
4. 把握可能な身体障害の際に通常みられるような，まさに "外因性" あるいは "器質性" の精神像を示すこと

ICD-10 における診断基準
(a) 脳の疾患，損傷か機能不全，あるいは身体の系統的疾患の存在が確かで，列挙された症候群の中の1つと関連していることが明らかである．
(b) 基礎疾患の経過と精神症候群の発症との間に（数週あるいは2~3カ月の）時間的関連がある．
(c) 基礎にあると推定される原因の除去あるいは改善に伴い，精神障害も回復する．
(d) 精神症候群の原因として他のものを示唆する証拠（重い負因のある家族歴，あるいは誘因となるストレスなど）がない．
※（a）（b）を満たせば器質性精神病の暫定的な診断ができる．4つの条件がそろえば，診断分類はかなり確実となる．

(Schneider K. 針間博彦，訳．臨床精神病理学．東京：文光堂；2007.[2]，融 道男，他監訳．ICD-10. 精神および行動の障害—臨床記述と診断ガイドライン．東京：医学書院；2005[3])

表2 器質性精神障害の類型分類

	急性型	慢性型
類型	● 急性外因反応型（Bonhoeffer） 急性疾患の侵襲によって引き起こされる精神症状．原疾患と無関係に共通した病像をとり，**"せん妄"，"緊張病状態"** が代表的な臨床像 ● 急速進行性認知症 初発症状から週～月の単位で急速に進行する認知機能障害	● 認知機能障害 認知症，高次脳機能障害など ● 社会的行動障害 ルールの逸脱，衝動抑制困難，感情コントロール困難など
主な原因疾患	脳炎 / 脳症 さまざまな薬剤 自己免疫性疾患 　ほか，多数の疾患	神経変性疾患 頭部外傷 / 脳卒中後遺症 中枢神経疾患の後遺症 　など
意識障害	あることが多い	ないことが多い
可逆性	期待できる	期待できない

(Schneider K. 針間博彦，訳．臨床精神病理学．東京：文光堂；2007.[2]，原田憲一．器質性精神病．東京：医学書院；1976.[4]，Hermann P, et al. Nat Rev Neurol. 2022; 18: 363-76[5] を参考に作成)

第 4 章 ● 器質性精神病とはいったいなんなのだろうか？

性型と慢性型の 2 型に分けられています 表2 [2) 注]．今日では MRI が一般的な検査として行われるようになり，偶発的に見つかるものも含めて脳の器質的な病変が発見される機会は飛躍的に増えました．ただ，発見された器質的脳病変と，目の前の精神症状とが 1：1 で対応しているケースは極めて稀です．当然のことながら，MRI で異常あり≠器質性精神病ですので，精神症状の成因をどのように解釈するかという視点が必要になってきます．こういった観点から，Schneider による "身体的基盤が明らかな精神病" に関するこれらの記載は今日においても重要性を失っていない，と筆者は考えています．

注）急性型，慢性型以外に通過症候群という概念もありますが，これは急性の意識障害からの回復過程で出現する精神症状を指しており，文字通り一過性の状態であるため，ここでは取り上げません．ステロイド誘発性精神障害の症例に少しだけ記載しています．

類型診断と原因診断—精神科の診断システムと内科の診断システム ▷▷▷

この器質性精神病という概念においては，精神医学的診断体系と，内科的あるいは神経学的診断体系がオーバーラップする領域であり，大きく混乱していると感じます．内科の診断体系の基本は原因診断ですが，精神科の診断体系は類型診断です[6]．精神症状を見たときにその原因疾患を考えるのではなく，複数の精神症状が織りなす患者さんの全体像を "自分の持っている各精神疾患の illness script やゲシュタルトを定規のようにあてがい比べてみて，どの疾患が最も近いかを検討する作業" が精神科における診断なのです．そして，精神科臨床ではこの illness script との一致度を詳しく検討するために，経過観察しながら患者さんの全体像をより深くとらえていくという作業がよく行われ，この作業は診断プロセス上とても重要なことと考えられています．冒頭の症例における "問診して，症状を観察して——" という発言は，このプロセスについて述べたものです．

内科臨床においても，いつも原因診断が必要なわけではなく，類型診断もよく行われます．例えば，微熱，倦怠感，咳などを主訴に受診した若年男性であれば，"かぜ症候群" と類型診断して，対症療法のみで経過観察を行うことがほとんどだと思います．ただ，類型診断で経過観察してよいのか，原因診断を追求すべきか，とい

総論 ● 器質性精神病とはいったいなんなのだろうか？

う判断は内科医にとって大切な仕事の一つです．胸部 CT で肺野に斑状陰影を見つ
けたとき，画像的な所見，患者背景（年齢や ADL など），先行感染の有無などか
ら 3 カ月後の再検とするか，気管支鏡検査に進むかを決める必要があります．初回
の気管支鏡検査で確定的な所見が得られない場合であっても，画像や臨床状況から
悪性腫瘍が強く疑われれば気管支鏡の再検や VATS を行うこともあると思います．
私自身，精神科から内科に移った時にこの点がよくわかっておらず，突っ込んだ精
査が必要な患者を経過観察してしまうという失敗を何回もしてしまいました．

　器質性精神病というカテゴリーの中には，原疾患の治療により完治するような**原
因診断が極めて重要な一群**が存在します．一方で，MRI で多発無症候性脳梗塞が
認められるうつ病患者のように，"vascular depression" か，"多発無症候性脳梗
塞を合併した内因性のうつ病" か，**類型診断で決定することしかできない一群**も含
まれています（後述）．では，器質性精神病と類型診断して精神科でフォローして
いいケースなのか，原因診断をつきつめるべきケースなのかは，誰がどのように判
断したらいいのでしょうか．この点について詳しく考えてみたいと思います．

器質性精神病―基礎となる身体疾患が不可逆性の場合 ▷▷▷

　人間の心は複雑で繊細なメカニズムで成り立っており，こと精神機能の不調に関
しては，どのような病変がどのような症状をもたらすか解明されていません．です
ので，器質性精神病の診断は原因となりうる身体疾患が存在していれば必ず診断で
きるわけではなく，"**一定の条件を満たした時には概ね身体疾患による精神症状と
考えて差し支えないであろう**" という形で定義されています 表1 ．この定義の中
で，"基礎にあると推定される原因の除去あるいは改善に伴い，精神障害も回復する"
という項目があります．しかしながら，器質性精神病をきたしうる病態には神経変
性疾患や頭部外傷の後遺症といった，不可逆性のものが多く含まれます．この場合
には他の条件を確認していくことになるのですが，この判断も必ずしも容易ではあ
りません．

　例として vascular depression という概念を取り上げます．これは，高齢発症の
うつ病患者では若年発症のうつ病患者と比較して，MRI における白質病変が多く，
器質性の要因が大きいのではないかという考えから発展した概念です[7]．診断基準
は 表3 のようになっており，うつ病エピソードに加えて脳血管障害を示唆する
臨床所見または画像所見が得られることで診断されます[8]．Vascular depression

JCOPY 498-22964

147

第 4 章 ● 器質性精神病とはいったいなんなのだろうか？

表3 Steffens と Krishman による Vascular Depression の診断基準

A に加えて B1，B2，B3 のいずれかを満たす（大うつ病あるいは双極症における現在ないし最も新しいうつ病エピソードに関連して） A. 大うつ病が，脳血管性障害か神経心理学的障害に基づく臨床所見と画像所見，あるいはそのいずれかに関連して出現している B1. 臨床所見には，脳卒中の既往，一過性脳虚血発作，局所神経徴候のいずれかを含んでいる（例えば，深部腱反射の亢進，バビンスキー反射陽性，仮性球麻痺，歩行障害，四肢脱力） B2. 画像所見には，白質または灰白質の高信号〔Fazekas ら（1988）の基準 [12] で 2 点以上，あるいは直径 5 mm 以上の輪郭不明瞭な病変〕，白質病変の融合，皮質または皮質下の梗塞のいずれかを含んでいる B3. 遂行機能（例えば計画，組織化，順序化，抽象化），記憶，情報処理速度の障害に基づく認知障害
診断は以下の特徴によって支持される 1）50 歳以上発症のうつ病，50 歳以前の発症では，脳血管障害によってうつ病の経過が変化している 2）興味や喜びの顕著な減退 3）精神運動制止 4）気分障害の家族歴が少ない 5）道具の利用や自己管理における日常生活動作の顕著な障害

(Steffens DC, et al. Biol Psychiatry. 1998; 43: 705-12[8])

の中には症候性脳梗塞後のうつ病も含まれますが，議論を簡単にするために，以下では無症候性脳梗塞を伴ううつ病患者に絞って議論をすすめます．脳白質病変をもつ患者のうつ病発症リスクは健常対照群よりも高いことが知られていますが，実はこのオッズ比は1.2倍にすぎません[9]．このオッズ比から考えると，MRI における無症候性白質病変を"重要な身体所見"あるいは"身体疾患と関連した既知の症候群"といっていいのかはかなり疑問が残ります **表1**．また，無症候性脳梗塞では"精神症状発症との時間関係"を評価することも困難です．精神症状の特徴に関して，vascular depression では内因性のうつ病と比較して，抑うつ思考が乏しい，精神運動制止が多い，認知機能障害がみられる，といった点が指摘されています[7,8]．しかしながら，これらの特徴も診断基準に含められるほどの感度，特異度を持っているわけではなく[8,10]，**表3** の診断基準においても"特徴"としてまとめられているにすぎません．実際のところ目の前の患者さんをみた時に，その患者さんが脳血管障害によってうつ病を発症したのか，内因性のうつ病を併発したのか，はたまた退職後の無力感などの心理社会的な要因で発症したのかをクリアカットに分ける方法はありませんので，**表3** の A 基準である"大うつ病エピソードが脳血管障

総論 ● 器質性精神病とはいったいなんなのだろうか?

害と関連している"という点を満たすかどうかはもっぱら臨床医の判断にゆだねられます. そういった意味で, vascular depression 概念も原因診断ではなく, "患者さんの経過や臨床症状がどれくらい vascular depression の illness script やゲシュタルトに近いか?" という類型診断であることに変わりはありません.

精神科臨床では "MRI, SPECT, 脳波をとって診断を確定する" という発言がよく聞かれますが, どんな異常が見つかっても最終的な判断基準は "精神症状がどれくらい器質性精神病らしいか" という問題に帰着します. 幻視や意識状態の変動といった典型的な症状を呈する患者さんが DAT スキャンで線条体の取り込み低下を認めた場合, レビー小体病による精神症状と診断するのに大きな抵抗はないと思います. 一方で, "隣の人から嫌がらせをされている" という強固な妄想がみられる患者さんに DAT スキャンで同じように取り込み低下がみられた場合, レビー小体病そのものによる症状とみるのか, 妄想性障害がレビー小体病に誘発されたとみるのか, 単純な合併とみるのか意見が分かれるのではないでしょうか. 前述のSchneider はこの点に関して, "基礎疾患が持続あるいは進行し, 統合失調症性あるいは循環病性 – うつ病性の病像が存在する場合,「症状性」とよぶか, それとも「誘発」とよぶかという選択の余地が十分にある[注]. 少なくとも, 「症状性のもの」は常に「誘発」であるとみなすことが可能であり, その逆も少なくとも広くあてはまる" と述べていますが[2], この記述は画像検査が大幅に進歩した現在でも何ら変わるところはないと思います.

注) ちなみに, 一つ前の版では "「症状性」とよぶか, それとも「誘発」とよぶかは全くその人の好み次第である" と訳出されています[11].

器質性精神病―基礎となる身体疾患が可逆性の場合 ▷▷▷

では原疾患が可逆性の場合はどうかというと, 同じく頻繁に類型診断がなされています. 80 代の患者さんが尿路感染症で入院し, 夜間に "親戚に嫌がらせでこんなところに連れてこられた. もう帰らなくてはいけない" と不穏状態を呈した時, 身体侵襲および環境変化によるせん妄と類型診断する場合がほとんどだと思います. そして, 尿路感染症の改善とともに精神症状も改善すれば診断が正しかったことが確認できます. このケースでは 表1 の器質性精神病の基準をすべて満たしています. このように, 身体疾患の診断がついていて, 患者さんの背景としても矛

149

第4章 ● 器質性精神病とはいったいなんなのだろうか？

盾がなければ，急性の精神症状であっても類型診断で事足りるのです．一方で，40代の基礎疾患がない患者さんが不明熱の精査目的で入院した際に，同じように夜間に"親戚に嫌がらせでこんなところに連れてこられた．もう帰らなくてはいけない"と発言をした場合には事情が大きく変わってきます．この発言だけですと意識障害か妄想なのかもはっきりしませんが，いずれにせよまず器質疾患の除外が必要であると多くの精神科医が感じると思います．

"器質疾患の除外をお願いします"というコミュニケーション ▷▷▷

　精神科医が診療するときには，内科医によって器質疾患が除外されていることが前提になっています．しかしながら，"器質疾患が除外されている"とは何を指しているのでしょうか．精神運動興奮状態を呈する患者を診た時，内科医の頭の中には特定の精神症状を呈する患者の鑑別リストは存在していません．このため，"意識障害"ととらえた時の鑑別リストを検討していると思います．よくある意識障害の鑑別リストとして AIUEOTIPS という mnemonic がありますが，この中には psychiatric という原因が含まれています．何が言いたいかというと，精神症状も意識障害の鑑別の一つに入っているわけですから，精神症状が前景に立っている場合には，低血糖や脳血管障害などの common な原因が除外されれば精神症状と判断されても無理はない，ということです．しかしながら，実際には精神症状をきたす身体疾患の鑑別リストは膨大ですので[13-16]，common な原因が除外されたら精神疾患である，とするのはそもそも無理があります．"内科医が大丈夫だというのであれば大丈夫なはずだ"，"神経内科医が意識障害でないというなら精神症状だろう"という精神科医の考えは，常に正しいとは限らないのです．

　もしかすると精神科医は"見逃しだ，精神症状に対する偏見だ"と感じるかもしれませんが，私はあまりそう思いません．前述の通り，精査の必要性を判断するのは医師の大切な仕事の一つです．"精神運動興奮状態を呈する患者"において，身体疾患が原因である検査前確率は相当低いと想定されるため，検査同意を得ることすら困難な患者さんにやみくもに検査を行うことはできません．不穏状態を呈している患者にリスクを冒して髄液検査を行ったり，鎮静をかけて MRI を行ったりするには，検査が必要であるという十分な根拠が必要です．精査の必要性は患者の背景や臨床情報から決定されるわけですが，ここで重要なのは"現在の状態像や臨床経過が内因性精神病に一致するか否かという類型診断"と"精神疾患以外の疾患を

150

総論 ● 器質性精神病とはいったいなんなのだろうか？

表4 急性の器質性精神病を疑うべき臨床症候

精神症状
- 急性発症（日単位）の精神症状
- 急速進行性の経過
- 急速に変化する状態像
- 初発の緊張病状態
- 内因性精神疾患の経過から大きく外れている

神経症状
- 意識障害
- 説明困難な認知機能障害 / 急速に進行する認知機能障害
- 不随意運動
- けいれん発作
- 自律神経症状
- 神経学的巣症状

身体症状
- バイタルサインの異常
- 発熱
- 皮疹
- 関節症状
- 食事量の低下では説明のつかない体重減少

検査データ
- 内分泌疾患を示唆する電解質異常や血糖異常
- その他，説明のつかない L/D 異常（CRP 上昇，貧血，肝障害，腎障害など）
- 悪性腫瘍を示唆する画像所見

その他の臨床状況
- 悪性腫瘍の合併
- 向精神薬に対する過敏性（過鎮静，悪性症候群，高度のパーキンソニズムなど）
- 栄養障害 / 著しい偏食
- 脳症を起こしうる薬剤の使用歴 [14]

（Day GS. Continunm（Minneap Minn）. 2022; 28: 901-36[14]，Pollak TA, et al. Lancet Psychiatry. 2020; 7: 93-108[17] を参考に作成）

示唆する身体所見や検査所見"です．

　多くの精神科医は，"器質を疑うべき状態像"のイメージをぼんやりと持っていると思いますが，なかなか言語化しにくい部分があると思います．器質性精神病を示唆する臨床的特徴を **表4** にまとめました．特徴の羅列だとイメージしにくいと思いますので，本書の症例もあわせて見直していただけるとイメージしやすくなると思います．精神科臨床での精査というと，どうしても MRI に気持ちが向かいがちだと思いますが，本書の症例のうち MRI の異常が認められたのは 10 例中 1 例

第4章 ● 器質性精神病とはいったいなんなのだろうか？

のみです．MRIは決して万能ではないことに注意しましょう． 表4 のような所見がある場合には，型通りの精査を行うだけでは不十分で，やはり鑑別リストと向き合う必要があります．ただ，精神科医は類型診断に慣れてしまっており，原因診断はあまり得意ではありません．稀少疾患の多い鑑別リストを見ながら可能性の高い疾患を絞り込んだり，検査計画を立てたりするのは精神科医の日常臨床からはかけ離れた作業です．もちろん頻度の高い疾患を押さえておくのは重要なことですが，精神科医にとって最も重要な役割は，"徹底的な精査が必要な患者を精神医学的類型診断により拾い上げる"ところにあると思っています．なぜなら，この作業は精神科医以外にはできないからです．そのために，精神科医は自分の中の内因性精神疾患の illness script を確立しておく必要があります．この役割を考えると，少なくとも可逆性の病態がありうると想定した場合には，器質性精神病という類型診断は，"徹底的な精査を積極的に行う必要がある状態像"，という意味で使用されるべきである，と私は考えています．

内科医とみる器質性精神病 / 精神科医とみる精神疾患ミミック ▷▷▷

　診断エラーの原因として認知バイアスが注目されていますが，その中に diagnostic overshadowing というものがあります[18]．この言葉は，知的発達症（旧：知的能力障害）の患者さんが他の精神症状をきたしたときに，もともとの知的発達症（旧：知的能力障害）に起因するものと解釈されやすい，という意味で用いられたのが最初ですが[19]，今日では，"患者さんの身体症状がもともとの精神疾患に起因するものと解釈されやすいこと"や"患者さんの精神症状が精神疾患によるものと安易に判断されやすいこと"を指す言葉として使用されています[18]．要するに，精神症状や精神疾患の存在が診断プロセスに影を落とす，ということを表現した言葉になります．実はこの diagnostic overshadowing ですが，"器質疾患の除外をお願いします"，という精神科医によるルーティンのコミュニケーションが一因となっている可能性が示唆されています[18]．精神症状を呈する患者の身体疾患を除外するのは精神科医の仕事ではない，と考えている精神科医は多いと思います．結果的に，内科医が器質疾患の除外を行うことが多いと思うのですが，これがルーティンになると"精神科医から器質疾患の除外を依頼された場合，実際に器質疾患が原因となっている確率が極めて低い"という学習が成立し，認知バイアスとして機能

総論 ● 器質性精神病とはいったいなんなのだろうか？

するようになります．論文の中には，"精神症状を呈している患者に器質的な疾患が隠れている可能性は理解しているが，つっこんだ検査をするほどリスクが高いとは思わない．精神科スタッフに精査をお願いされても，ほとんどの場合器質疾患は見つからない"，と救急医のコメントが書かれています[18]．この一方で，"行うべき検査項目や，なぜ診断のために検査が必要なのかという理由が精神科医から提示された場合にはより精査依頼を受け入れやすい"，"精神科スタッフからの依頼で精査を行った結果，実際に身体疾患が見つかったケースもある"というコメントもあります[18]．これらのインタビューから見えてくることは，ルーティンの依頼は認知バイアスを惹起しやすく，より焦点を絞ったコミュニケーションであれば認知バイアスが排除されやすい，ということなのだと思います．

　診断エラーの原因として認知バイアスが注目されていることから，debiasing という方法論が重要視されています[20,21]．診断プロセスにおいては直感的思考と分析的思考が状況や病態に応じて使い分けられます[20]（☞第3章コラム3図1 p.124）．内科臨床において，抗菌薬脳症の症例（☞第3章 CASE2 p.97）のように精神科通院歴がある強迫症を持つ患者さんが不穏状態を呈した際に精神疾患と関連したものであろうと考えるのは直感的思考ですが，臨床経過，身体所見，検査所見，薬歴などから鑑別診断を考えていくのは分析的思考になります．Debias は，直感的思考による自動的な反応を抑制し，分析的思考の必要性を再認識することにあります[20,21]．この症例では，日常生活を問題なく送れている強迫症の患者が緊張病状態を呈することは，精神疾患の経過として非典型的である，という精神科医の判断がdebiasing strategy として機能しています．精神疾患患者や精神症状を呈する患者の診療は，diagnostic overshadowing という単独の認知バイアスが命名されるくらい，直感的思考による自動的な反応が惹起されやすい診療場面です．直感的思考で問題ない場面も多いのですが，一定の割合で分析的思考に立ち戻る必要がある症例が紛れ込んできます．この時に，信頼に足る精神科医が"この患者は典型的な精神疾患の経過と異なっているため，つっこんだ精査が必要だと思う"と述べることは debias の効果を持ちうると思っています．

　Debias されると，実は原因疾患に典型的な特徴を備えているころが再認知され，診断に容易にたどり着くことがあります．例えば，ACTH 単独欠損症の症例（☞第1章 CASE1 p.6）では低血糖，低血圧，低 Na がそろっていますし，真菌性髄膜炎の症例（☞第1章 CASE2 p.15）では脳神経症状が徐々に進行していますので，いずれも鑑別診断があがると思います．過去の論文には精神科医が身体疾患を強く疑

第 4 章 ● 器質性精神病とはいったいなんなのだろうか？

うと主張したことにより，このような debias がうまくいった，という救急医のコメントも取り上げられています[22]．精神科医が症状から精査の必要性を判断した上でその根拠を内科医に説明し，debias された内科医が分析的思考で鑑別診断をあげられるような協力関係が，精神症状が前景にたつ患者の原因疾患を見逃さないために，最も必要なことなのだと思います．

器質性精神病とはなんだろうか ▷▷▷

精神科診断システムの中で，器質性精神病という診断名は，"心因性および内因性精神疾患の類型と一致しない臨床経過や状態像"に対して，あくまでも暫定的に使用すべきだと思います．暫定的に，というふうに記載したのは，この類型診断の中には多様な疾患が含まれているためです．この類型診断のまま止まってしまっては，診断の本来の目的である治療方針の決定も予後予測も，することができません．器質性精神病を疑った場合には必ず原因診断を行う必要があります．

ただし実臨床においては，原因疾患が想定されるものの，はっきりした診断をつけることが困難な場合も少なくありません．老年期の精神疾患においては，神経疾患が疑われるもののはっきりした診断がつかないケースはよくあると思います．診断がついたとしても，神経変性疾患のように不可逆性の疾患であった場合には，神経疾患を原因とする器質性精神病ととらえるのか，内因性精神疾患の合併ととらえるのか，診療医ごとに大きな違いが存在しています（まさに，"選択の余地が十分にある"[2] わけです）．こういった事情があるため，器質性精神病を想定した場合にも"経過観察しながら診断を確定していく"という，精神科臨床における通常の戦略がとられることが少なくありません．結果的に，"心因性や内因性らしくない特徴を持っていて，神経疾患かもしれない状態像"というぼんやりした類型として，器質性精神病という言葉が安易に使用されているように思います．あたかも"器質性精神病"という精神疾患が存在しているように扱われていますが，原疾患が不可逆性である際の器質性精神病という言葉は本来，精神症状が原疾患に起因するものと判断している，とする医師の解釈を示す言葉なのです．ですので，原疾患が不可逆性である場合の器質性精神病という言葉は，"診療医の視点が反映されたものである"という点を念頭に置いておく必要があります．

一方で，可逆性のある基礎疾患が想定される場合には"経過観察しながら診断を確定していく"というわけにはいきません．NMDA 受容体抗体脳炎のように治療

が遅れることで予後が悪化する疾患もありますので[23]，"経過観察しながら診断を確定していく"という精神科臨床における通常の診断戦略を捨て去り，原因診断を突き詰める必要があります．内科医にコンサルトする際には，ルーティンの器質疾患除外を依頼しているわけではなく，"徹底的な精査を積極的に行う必要がある"と判断していることを共有する必要があります．この場合，"類型診断から原因診断に切り替える"という精神科医の行動変容が必要となることを考えると，上記のような不可逆性の疾患を念頭に置いた場合の器質性精神病とは全く異なる意味合いをもつ言葉としてとらえられる必要があります．器質性精神病と確実に診断するためには，原因と考えられうる身体疾患が特定され，その上で身体疾患の改善後に精神症状も回復することが求められています 表1 ．つまり，器質性精神病と確実に診断することは後方視的にしかできないのです．一方で，臨床診断の最も重要な意義は，治療方針の決定と予後予測にあります．答え合わせにしか使用できない診断カテゴリーは実臨床においてほとんど意味を持ちません．現在でも便利さゆえに頻用されている器質性精神病という言葉を臨床上有用なものとするためには，"いま，ここ"における共通言語としての意味づけが欠かせません．

　原疾患が不可逆性であると想定される場合には，症状，誘発のどちらでとらえたほうがうまく説明できるか，そして治療的であるかという，**治療者の視点を明確にした類型診断**，原疾患が可逆性であると想定される場合には**徹底的な精査を積極的に行う必要がある類型診断**であるというふうに用いるのが適切だと思います．

◆文献

1) Fink M, Taylor MA. 鈴木一正，訳．カタトニア．臨床医のための診断・治療ガイド．東京：星和書店；2007.
2) Schneider K. 針間博彦，訳．臨床精神病理学．東京：文光堂；2007.
3) 融 道男，中根允文，小見山 実，他監訳．ICD-10. 精神および行動の障害—臨床記述と診断ガイドライン．東京：医学書院；2005.
4) 原田憲一．器質性精神病．東京：医学書院；1976.
5) Hermann P, Zerr I. Rapidly progressive dementias – aetiologies, diagnosis and management. Nat Rev Neurol. 2022; 18: 363-76.
6) 古茶大樹．臨床精神病理学　精神医学における疾患と診断．東京：日本評論社；2019.
7) Alexopoulos GS, Meyers BS, Young RC, et al. Clinically defined vascular depression. Am J Psychiatry. 1997; 154: 562-5.
8) Steffens DC, Krishnan KR. Structural neuroimaging and mood disorders: recent findings, implications for classification, and future directions. Biol Psychiatry. 1998; 43: 705-12.
9) Wang L, Leonards CO, Sterzer P, et al. White matter lesions and depression: a systematic review and meta-analysis. J Psychiatr Res. 2014; 56: 56-64.
10) Aizenstein HJ, Baskys A, Boldrini M, et al. Vascular depression consensus report – a critical

第4章 ● 器質性精神病とはいったいなんなのだろうか？

update. BMC Med. 2016; 14: 161.

11) Schneider K. 平井静也，鹿子木敏範，訳．臨床精神病理学．東京：文光堂；1957.

12) Fazekas F, Niederkorn K, Schmidt R, et al. White matter signal abnormalities in normal individuals: correlation with carotid ultrasonography, cerebral blood flow measurements, and cerebrovascular risk factors. Stroke. 1988; 19: 1285-8.

13) Jaimes-Albornoz W, Ruiz de Pellon-Santamaria A, Nizama-Via A, et al. Catatonia in older adults: a systematic review. World J Psychiatry. 2022; 12: 348-67.

14) Day GS. Rapidly progressive dementia. Continuum (Minneap Minn). 2022; 28: 901-36.

15) Hansen N. Drug-Induced encephalopathy. In Tech; 2012

16) 西園昌久，山口成良，岩崎徹也，他編．専門医のための精神医学．東京：医学書院；1998.

17) Pollak TA, Lennox BR, Müller S, et al. Autoimmune psychosis: an international consensus on an approach to the diagnosis and management of psychosis of suspected autoimmune origin. Lancet Psychiatry. 2020; 7: 93-108. Erratum in: Lancet Psychiatry. 2019; 6: e31.

18) Shefer G, Henderson C, Howard LM, et al. Diagnostic overshadowing and other challenges involved in the diagnostic process of patients with mental illness who present in emergency departments with physical symptoms--a qualitative study. PLoS One. 2014; 9: e111682.

19) Reiss S, Levitan GW, Szyszko J. Emotional disturbance and mental retardation: diagnostic overshadowing. Am J Ment Defic. 1982; 86: 567-74.

20) Croskerry P, Singhal G, Mamede S. Cognitive debiasing 1: origins of bias and theory of debiasing. BMJ Qual Saf. 2013; 22 Suppl 2:ii58-ii64.

21) Croskerry P, Singhal G, Mamede S. Cognitive debiasing 2: impediments to and strategies for change. BMJ Qual Saf. 2013; 22 Suppl 2:ii65-ii72.

22) van Nieuwenhuizen A, Henderson C, Kassam A, et al. Emergency department staff views and experiences on diagnostic overshadowing related to people with mental illness. Epidemiol Psychiatr Sci. 2013; 22: 255-62.

23) Dalmau J, Armangué T, Planagumà J, et al. An update on anti-NMDA receptor encephalitis for neurologists and psychiatrists: mechanisms and models. Lancet Neurol. 2019; 18: 1045-57.

あとがき

　現代の医療は高度に専門化しており，診療する疾患の範囲は科ごとに異なっています．さらに，実臨床における科ごとの違いは診療範囲にとどまらず，科のカラーや診療スタンスなどにも及んでいます．例えば，整形外科医にはスポーツ好きが多い，皮膚科には美容意識が高い人が多い，小児科にはコミュニケーション能力が高い人が多いなど，科ごとのイメージの違いはインターネットでよく話題になります．診療スタンスに関していうと，内科医は診断をつけてから治療という順序を重視しているのに対して，救急医はバイタル維持のために必要な治療を行いつつ診断をつけていくことを重視している，という違いがあります．

　このように診療科ごとの違いはさまざまな領域に存在していますが，その中でも精神科と他科の違いは特に大きいと思います．本書では主に精神科と内科の診断システムの違いについて取り上げましたが，それ以外にも，治療に対するスタンス，医療の枠組みで取り扱う範囲，社会的に要請されている役割，根拠となる法律など，多数の異なる点があります．例えば，内科臨床においては，慢性疾患の急性増悪で入院を繰り返す患者をたくさん抱えている医師は，なにかしら問題のある治療を行っている，ととらえられることが多いと思います．一方で，精神科臨床においては，入院を繰り返す患者を多く抱えている医師は，面倒見がよく一生懸命な人であることが多いと思います．ここには，入院を繰り返さざるをえない精神疾患患者さんは，どれだけ一生懸命治療してもすぐに入院を回避できるようにはならない，という事情があります．頻繁に入院を繰り返す患者さんを多く診療するのは非常にエネルギーが必要なので，こういった患者さんを多く抱えている医師は面倒見がよく一生懸命であることが多いのです．これ以外にも，ここにはとても書ききれないくらいさまざまな違いが存在しています．

　本文の中でも書きましたが，こういった違いはミスコミュニケーションの原因となります．異なった背景を持った人同士のミスコミュニケーションを減らしていくためには相互理解が欠かせないのですが，"偏見をなくしてお互いに理解すべき"というお題目を唱えてもうまくいかないことは現代社会が証明しています．私は，相互理解を進めるためには"協働して対処する課題"が必要だと考えています．同じ課題に対して知恵を出し合って一緒に問題解決に向かう場面がないと，相手のこ

あとがき

とを理解したいというモチベーションは生まれないものです．本書では，内科と精神科の両者が協働する必要があり，しかも学術的に興味深い症例を提示しました．こういった症例をきっかけに，相互的なコミュニケーションが進むことを願ってやみません．

　そして，相互理解を進めるうえではもう一つ欠かせないものがあります．それは，"通訳"の存在です．日本人同士は共通したバックグラウンドを持っているため，普段のコミュニケーションでも"わかり合えている前提"で話すことが多いと思います．医者同士という，専門家同士のコミュニケーションではなおさらかもしれません．しかし実際には，精神科と内科のバックグラウンドは大きく異なっており，知らず知らずのうちにミスコミュニケーションが積み重なっていくリスクをはらんでいます．本書で取り上げた，コンサルトに関する考え方の違いによるミスコミュニケーションは，その一例です（第1章総論「うつ病診療における内科向けキャッチフレーズを深掘りする」p.38）．一方で，こういった違いを理解するには，そこに至るまでの歴史をひもとくことが必要となります．しかしながら，臨床における考え方の背景に関する情報を集めるのはとても骨が折れる作業ですので，背景も含めて説明してくれる通訳の存在が重要となってきます．本書ではミスコミュニケーションが生まれる歴史的な背景についてもなるべく触れるようにしました．すべてとは言わずとも，本書が一部通訳の役割を担えるとするならばとてもうれしいです．

　　2024年12月

石 田 琢 人

索 引

■ 数字

2 質問法	46

■ あ行

アーガイル・ロバートソン瞳孔	59
悪性緊張病	93
悪性症候群	66, 88, 132, 143
アムビゾーム	18
アモス・ツヴァースキー	123
アルツハイマー型認知症	74
意識障害	102, 130, 131
易疲労感	41
違法薬物	103
医薬品の乱用	103
医療面接	47
因果関係（症状同士）	42
うつ状態	6
うつ病	9, 24, 25, 38, 76
エスシタロプラム	7, 22
落とし穴	4

■ か行

解釈モデル	135
化学療法	68
確証バイアス	125
過剰診断	45

過剰治療	47
カタトニア	127
カメレオン	13, 20, 85
カルジアゾール	52
関節リウマチ	113
器質疾患を鑑別する	60
器質性うつ病	24
器質性精神病	2, 3, 124, 141, 154
希死念慮	20
機能性神経障害	36
機能性神経症状症	36
キノロン系	100
急性外因反応型	114
急性錯乱状態	98
急速進行性認知症	70
緊張病	85, 127
緊張病状態	98, 111, 118
金のシマウマ	96
グレーゾーン	134
ゲシュタルト	146
結核	18
原因診断	146, 154
検査後確率	37
検査前確率	35, 37, 94, 150
抗うつ薬	45
抗菌薬による脳症	100
抗コリン薬	139

索引

甲状腺機能低下	76
抗精神病薬	132
向精神薬の離脱	134
後方視的	103
高齢化社会	73
心のケア	28, 29
心も体もみられる医師	27
コルチゾール	8
コンサルト	44, 82
昏迷	130

■ さ行

ジアゼパム	89, 117, 143
時系列	
症状出現の順番や進行速度	60
症状同士	42
ジスキネジア	89
シマウマ探し	96
重症筋無力症	34, 37
寿命短縮	105
腫瘍随伴症候群	68
準備因子	112
笑気	119
笑気中毒	117
笑気麻酔	116
小細胞がん	68
症状の時系列	26
食欲低下	41
初発の精神病エピソード	92
真菌性髄膜炎	18
神経梅毒	58, 59

進行麻痺	59
真珠腫性中耳炎	16
心身相関	5
心身二元論	83
身体合併症の分類	137
身体疾患	78
身体疾患の除外	38, 40
身体愁訴	43
身体的侵襲	133
診断エラー	123, 124, 152
診断基準	
ACTH 単独欠損症	10
NMDA 受容体抗体脳炎	90
Vascular Depression	148
うつ病	9, 39
器質性精神病	145
緊張病 / カタトニア	129
せん妄	132
心理的葛藤	63
睡眠時無呼吸症候群	42
スクリーニング	45
ステロイド精神病	111
ステロイドパルス	23, 67, 89
ステロイド誘発性精神障害	111
ストレス	11
スルピリド	7
脆弱性	11
正常圧水頭症	76
正常化バイアス	125
精神科と内科の隙間	1
精神疾患ミミック	11, 13, 14, 70, 85, 141

160

精神分析	63	ニューモシスチス肺炎	108
精神保健福祉法	71	認知機能障害	77
脊髄癆	59	認知症	55, 65, 69, 73
摂食障害	30, 31, 34	認知バイアス	121, 123, 152
セファロスポリン系	100	脳炎	101
セフェピム	100	脳症	101
セフトリアキソン	99	脳底髄膜炎	18
セロトニン症候群	103	脳波	144
前頭側頭型認知症	60		
せん妄	10, 66, 107, 112, 149	■ は行	
双極症	19	ハイドロコルチゾン	110
躁状態	15, 19	ハッピーバルーン	119
促進因子	112	パロキセチン	103
		ハロペリドール	7, 66, 87, 88, 117, 143
■ た行		ビタミン B12	119
ダニエル・カーネマン	123	非定型精神病	92
多発性硬化症	23, 24, 25	美容医療	116
致死性緊張病	144	不随意運動	90
中枢性低換気	90	フマル酸ジメチル	23
直接因子	112	不眠	41
直感的思考	153	プライマリ・ケア	43
通過症候群	114	プラセボ	45
デュロキセチン	16	プラセボ効果	48
電気けいれん療法	52	フルニトラゼパム	17
統合失調症	127	ブレクスピプラゾール	110
頭部 CT	25	プレドニゾロン	108
		プロポフォール	117
■ な行		分析的思考	153
内因性精神疾患	113, 141, 152	べき論	71
内分泌疾患	11	ペニシリン	58
二重過程理論	123	変換症	32, 35

索引

ベンゾジアゼピン 110, 118, 120, 128, 132
傍腫瘍性自己免疫性脳炎 68

■ま行

マインドセット 135
マクロライド系 100
ミスコミュニケーション 3, 44, 157
ミダゾラム 87, 98, 110, 117
満ち足りた無関心 36
ミミック 13, 85
メコバラミン 119
メトロニダゾール 100
面接の心得 48
モチベーション 2
物忘れ外来 55, 61

■や行

ユウェナリス 5

■ら行

臨床推論 42, 61, 64
類型診断 146, 149, 154
レボフロキサシン 98, 100
レンボレキサント 16
ローゼンハン実験 64
ロバート・スピッツァー 64
ロラゼパム 88

■A

AchR 抗体 34
ACTH 8

ACTH 単独欠損症 9
AIUEOTIPS 150

■B

Bonhoeffer 145

■C

comorbidity 39
Creutzfeldt-Jakob 病 76

■D

DAT スキャン 149
debiasing 153
DEMENTIAS 76
diagnostic overshadowing 20, 123, 152
DSM 63
DSM-5 38

■F

Fink 128
FND 36
frontotemporal dementia 60
functional neurologic symptom
    disorder 36

■G

GLP-1 製剤 30
great imitator 59

■I

illness script 92, 103, 146, 152

IvIG 89

J

Jaspers 130

K

Kahlbaum 127
Kraepelin 127

M

mECT 120, 128
MRI 25, 144, 151
Musk 抗体 34

N

Naranjo scale 100
NICE ガイドライン 45
NMDA 受容体抗体脳炎 68, 90, 91

P

post-intensive care syndrome（PICS）6

R

rapidly progressive dementia 76, 78
red flag sign 92, 93
reversible dementia 75

S

Schneider 144, 145, 149

T

Taylor 128
treatable dementia 61, 74

U

USPSTF 46

V

vascular depression 147
VITAMINS 78

著者略歴

石田琢人（いしだ たくと）

2002 年，慶應義塾大学医学部精神神経科学教室入局．総合病院精神科，単科精神科病院での勤務を経て，2011 年，総合内科に転科．2016 年より，東京都立墨東病院救命センターにて救急医として勤務．2021 年より現職．内科専門医・指導医，精神科専門医・指導医，精神保健指定医，救急科専門医，集中治療専門医．
精神疾患を持つ患者さんの内科診療を行いつつ，摂食障害の患者さんを中心に精神療法もやっていきたいと思っています．若手精神科医が身体疾患の診療に対する苦手意識を持たずにすむように，教育に力を入れていきたいと考えています．

精神科医と診る精神疾患ミミック／
内科医と診る器質性精神病 　　　　　　　　　　　　　Ⓒ

発　行	2025 年 3 月 1 日　1 版 1 刷
著　者	石 田 琢 人
発行者	株式会社　中 外 医 学 社
	代表取締役　青 木　　滋
	〒 162-0805　東京都新宿区矢来町 62
	電　話　（03）3268-2701（代）
	振替口座　00190-1-98814 番

印刷・製本/横山印刷㈱　　　　　　　〈SK・YS〉
ISBN978-4-498-22964-8　　　　　　Printed in Japan

JCOPY ＜（社）出版者著作権管理機構 委託出版物＞

本書の無断複製は著作権法上での例外を除き禁じられています．複製される場合は，そのつど事前に，（社）出版者著作権管理機構（電話 03-5244-5088, FAX 03-5244-5089, e-mail: info@jcopy. or.jp）の許諾を得てください．

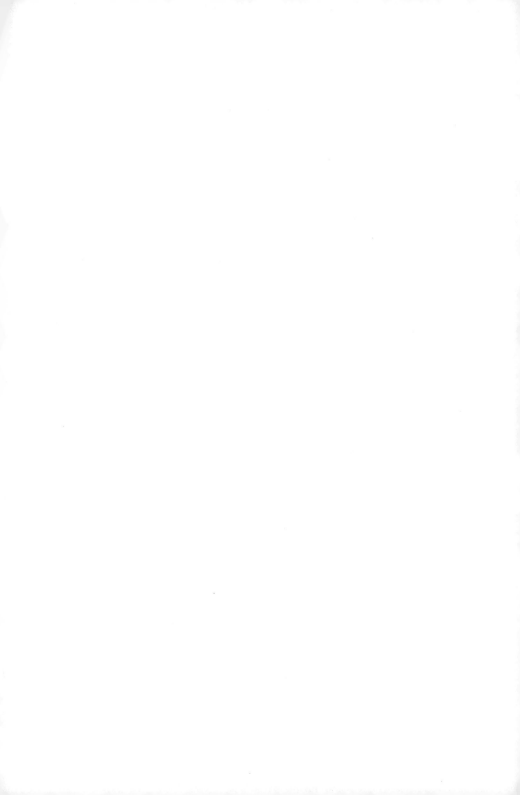